安全

孕育宝宝

YUNYU BAOBAO

准父母指南

刘德顺 江庆霖 周辉 编著

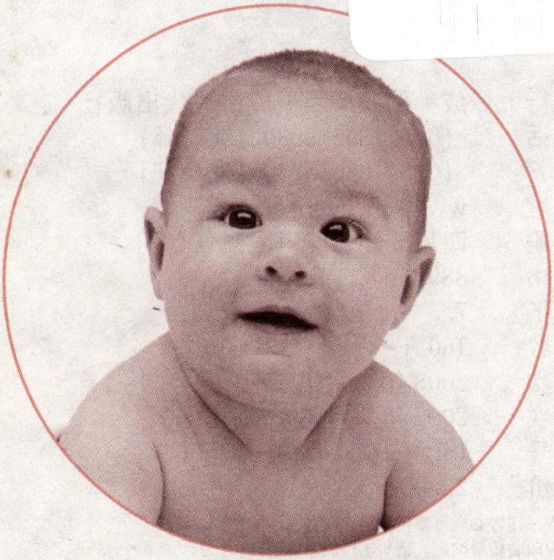

成都时代出版社

图书在版编目（CIP）数据

孕育宝宝：准父母指南/刘德顺 江庆霖 周辉编著．—成都：成都时代出版社，2008.9

ISBN 978-7-80705-836-6

Ⅰ．孕… Ⅱ．①刘…②江…③周… Ⅲ．妊娠期－妇幼保健－基本知识 Ⅳ．R715.3

中国版本图书馆 CIP 数据核字（2008）第 123964 号

孕育宝宝·准父母指南

YUNYU BAOBAO ZHUN FUMU ZHINAN

刘德顺　江庆霖　周辉　编著

出 品 人　秦　明
责任编辑　李亚林
责任校对　张　旭
装帧设计　李亚林
责任印制　莫晓涛

出版发行　成都传媒集团·成都时代出版社
电　　话　（028）86619530（编辑部）
　　　　　（028）86615250（发行部）
网　　址　www.chengdusd.com
印　　刷　四川五洲彩印有限责任公司
规　　格　889mm×1194mm　1/32
印　　张　7.5
字　　数　160 千
版　　次　2008 年 9 月第 1 版
印　　次　2008 年 9 月第 1 次印刷
书　　号　ISBN 978-7-80705-836-6
定　　价　22.00 元

目录

第一篇
优生、优养、优教是孕育聪明宝宝的“三大基石”

目 录

目录

第二篇
孕育聪明宝宝实战演练

目 录

第一篇

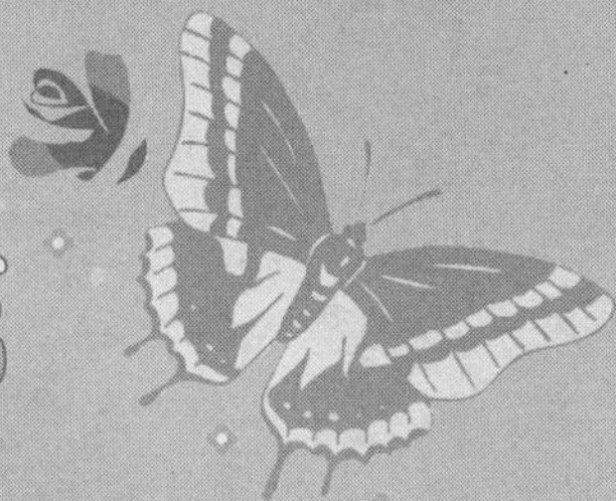

优生、优养、优教是孕育聪明宝宝的“三大基石”

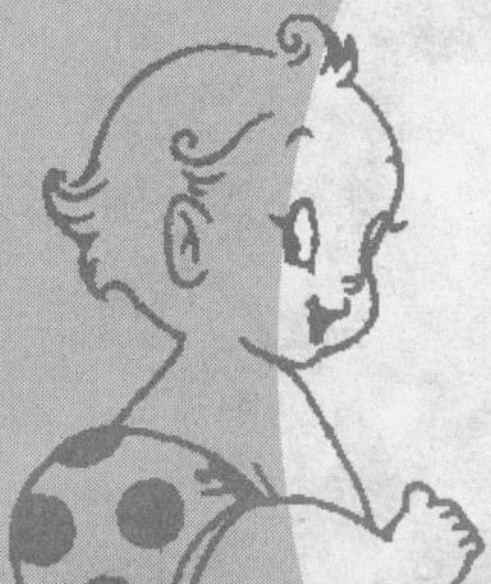

优生优育——是孕育聪明宝宝的基础

1 遗传与孕育聪明宝宝的关系

中国有句俗话："种瓜得瓜，种豆得豆。"它包含了遗传的全部内涵。也就是说，自然界的万物都是按照一定的规律来繁衍后代的。各类生物只能产生同种的后代，并继承前代的基本特征。人类也不例外。孩子在容貌、举止、神态等方面都或多或少地保留着父母的特点。我们常常会发现一个家庭中的几个孩子，有的像爸爸，有的像妈妈，而有的两姐妹所生的孩子（表姐妹）她们的眼睛很相像，两兄弟的鼻子或嘴巴很相像，俗话说："三代不出舅家门。"凡此种种面容的相像，就是遗传。

遗传是优生的基础，也是孕育聪明宝宝的先决条件。在自然界，只有素质良好的种子才有可能结出优良的果实。

同理，只有继承了父母双方良好遗传基因的健康胎儿，才算达到优生的境界，也才是孕育出了聪明宝宝。

遗传基因携带着父母各自的许多遗传特征给了后代，使后代兼有了父母两者的遗传特征。以上仅仅是容貌上的遗传，那么，人的智能是天生遗传的呢，还是由后天环境促成的？这是大家关心的问题。

一个家庭中，父母双方有一方智力低下，他们所生的子女智力低下的发生率明显地高于智力均正常父母所生的子女；同样，父母亲都是智力低下，他们所生的子女智能低下的发生率就更高。这就说明了智力与遗传的关系。

我国著名的京剧表演艺术家梅兰芳的家庭是一个京剧世家，他本人在京剧表演上形成了自己独特的“梅”派唱腔，他的子女也继承了他的京剧事业并将其发扬光大。虽然他们的音乐表演才能和某些遗传基因有关，但是，起决定性作用的并不是遗传，而是外界环境的影响。人们不能忽视，他们的子女从小耳濡目染，受到表演、演唱环境的熏陶，加上父母又有意识在这方面给予他们培养、指导，所有这些与孩子本身主观努力，刻苦求学相结合，才使他们取得了戏曲表演上的巨大成就。

我们还可以发现在以往多子女的家庭中，同一个家庭的女子，有的孩子长大后取得了惊人的成就，而有的则一生平平。这也充分说明了遗传固然能带给下一代某些天赋，但后天因素，如父母的行为和教育对孩子的影响以及个人学习和实践活动、刻苦的程度等，均是造成智力差异的重要因素。

2 优生与孕育聪明宝宝

你就要做父亲或母亲了，你一定经常想到这样一个问题：孩子能不能胜过自己呢？怎样才能使孩子“青出于蓝而胜于蓝”呢？这就涉及优生学的问题了。

“优生”一词由英国人类遗传学家高尔顿于1883年首次提出，其原意是“健康的遗传”。他主张通过选择性的婚配，来减少不良遗传素质的扩散和劣质个体的出生，从而达到逐步改善和提高人群遗传素质的目的。通俗地说，优生的“生”是指出生，“优”是优秀或优良，优生即是生优，就是运用遗传原理和一系列措施，使生育的后代既健康又聪明。

优生学是研究如何改善人类遗传素质的一门科学，它可分为两个方面：一是消极优生学或预防性优生学，研究如何使人类健康地遗传，减少以至消除有严重遗传病和先天畸形患儿的降生；二是积极优生学，研究怎样促进群体中体力和智力都优秀的个体繁衍。前者是劣质的消除，后者是优质的扩展。它们都以扩展优秀的遗传因素，提高人类的遗传素质为目的。

今天，我国的优生工作，大都属于消极优生学的范围，而且这是最基本的工作，因为不尽量减少那些白痴、畸形儿的出生，就谈不上人口质量的提高。当前面临的保证人口质量的问题，从优生角度来说，正是如何尽力降低以至消除严重缺陷儿的孕育和诞生。

每个家庭、每对夫妻都希望有一个健康、聪明、活泼、美丽的孩子。那么就应当了解有关优生方面的知识。优生学的目标是改善人类的遗传素质以提高人口质量。这也是每对夫妻的良好愿望。

凡是与保证生出一个健康聪明的孩子有关的内容，从广义上说，都包括在优生的范围。从另一角度说，遵照严格的优生措施，实际上也是从另一个角度给养胎、胎教提供良好的物质基础。

就整体而言，优生大致包括以下内容。

◆优生宣传教育。

使未婚青年树立正确的恋爱婚姻观，禁止近亲结婚。选择配偶时，除以爱情为基础外，还应注意到对方家族、家庭有无遗传性疾病等问题。

◆进行婚前保健。

一方面，积极进行婚前性卫生、优生优育、避孕等知识的教育，另一方面，要做好婚前健康检查，排出各种不利于优生的疾病，防止遗传病延续，把住生育优秀后代的第二关。

◆生育时机。

确定最佳生育年龄，选择最佳生育时机。

◆孕期优境养胎。

◆怀孕中情感沟通。

重视母子情感沟通，对胎儿进行优教，培养健康聪明的下一代。

一对夫妇从决定结婚那天起，就要开始为自己的家庭生活进行美好规划。生育一个健康、聪明、活泼、美丽的孩子，则是规划中最重要、最令人激动的一项。准备做父母的年轻夫妇，应当认真学习优生方面的知识，以便实现自己的美好愿望。

优生，与男女双方关系十分密切。医学专家发现，在女方怀孕之前，如果男性接触某些物质后，其妻子怀孕后流产远远高于一般人群，并有可能造成后代的精神行为异常。科学实验证明，男性接触某些农药后，可使精子细胞内的脱氧核糖核酸（DNA）发生微妙变化，受损害的精子需要70天左右才能排除干净。因此，从事喷洒农药、除草剂等工作的已婚男子，至少在离开这种工作环境70天时间内，应避免妻子怀孕。重金属铅、镉等可以破坏男子的血睾屏障，进而影响精子的生成过程；氨甲嘌呤、棉酚二臭、氯丙烷、氯乙烯等药品或工业化学品，可以影响精原细胞。因此，在妻子受孕前，丈夫应尽可能少接触这些物质。

另一方面，不少化学药品，如雌激素、利血平、氯丙嗪等均可影响精子和卵子的生存能力，也可使畸形精子的数目大量增加。因此，在计划怀孕前，丈夫就不能滥用药物，妻子也不要使用含雌激素的护肤品。

最后，为了优生，夫妇要做到不偏食。精子和卵子的生存需要优质蛋白质、钙、锌等矿物质和微量元素、精氨酸及多种维生素等，如果偏食，饮食中缺少这些营养素，精子和卵子的生成会受到影响，或许会产生一些“低质”精子和卵子。因此，要想孕育聪明宝宝，夫妇在“样样食物我都吃”的前提下，适当多吃些富含锌、精氨酸等有利于优质精子和卵子形成的食物，如牡蛎、甲鱼、鳝鱼、河鳗、墨鱼等。

至于烟、酒对精子和卵子的损害和杀伤作用，人们早有所知，这里不再啰唆。国内外的优生优育专家建议：在计划怀孕之前的3~6个月，就应停止喝酒和放下手中的白色的“小魔棍”——烟。

3 影响优生的7大危险因素

生一个漂亮、健康、聪明的小宝宝，是每一对夫妻的最大愿望。然而，在现实生活中，决不是每对夫妻都能如愿以偿。这是因为从遗传、孕期保健等各个方面来说，至少存在着7种不良的因素在危害着优生。

近亲婚配

近亲婚配后代中，各种先天性缺陷、多发畸形和智力障碍等明显增加。如有一种被称为肝豆核变性的遗传病，一般夫妇中，后代的患病率是1/14000000，而表兄妹婚配的后代，则高达1/64。此外，统计资料也表明，平均每1000次分娩中，就大约可见40宗遗传病病例，其中不少是近亲婚配所致。

高龄生育

生育子女的最理想年龄为25~29岁。假如超过35岁分娩，生下的孩子患先天愚型的比例就开始增高。据统计，40岁以上生育的妇女其子女患先天愚型的比例为1/100，而超过45岁则上升至1/65。

病毒感染

在已知与人类感染有关的300多种病毒中，至少有10余种能通过胎盘而危害胎儿。常见的有风疹病毒、巨细胞病毒、流感病毒、单纯疱疹病毒、水痘一带状疱疹病毒、腮腺炎病毒、脊髓灰质炎病毒等，这些病毒轻度感染都可使胎儿致畸，其中风疹病毒感染危害最大。

烟酒及放射线祸害

科学研究发现：抽烟父母所生孩子的计算能力、阅读理解力，均不如不抽烟父母所生的孩子。抽烟妇女生下低体重婴儿和矮个子的人数比不抽烟妇女多。

研究也发现，每天喝两杯酒的准妈妈，在怀孕第3~6个月期间的流产比率增高1倍，喝酒量超过两杯的，流产率增加3.5倍。酗酒所致的胎儿缺陷即“胎儿酒精中毒综合征”(FAS)，已获得国际公认。

此外，放射线有使胎儿致畸、患白血病或恶性肿瘤的可能。

滥用药物

妊娠3~8周内用药可造成胎儿畸形、残疾，甚至死亡。有不少婴儿重要器官畸形与该期间的用药有关。此外，不少抗生素、止痛剂、镇痛剂等药物均对胎儿有不良作用。

不良情绪

不良情绪或太大的情绪波动，不仅会影响胎儿发育，而且生下的孩子易哭闹、情绪不稳。临床发现，在妊娠7~10周内，准妈妈情绪过度不安、生气，可能导致胎儿口唇畸变，出现腭裂和唇裂。在20周后，母亲情绪不安，可使胎动次数增多3~10倍，甚至可使出生婴儿的体重比一般婴儿轻0.5~1千克。

房事无度

孕期应节制性生活，以免造成流产、早产、出血、胎膜破裂和产褥感染。因此，妊娠3个月内，应避免性交。妊娠最后2个月，应绝对禁忌性生活。妊娠中期（即3~6个月中）性生活，有可能压迫胎儿，造成不良后果，应改变性交体位或节制性生活。

4 优生优育20忌

忌同病相“恋”并结婚生子

同病相“恋”并最终结成眷属，是一种极不健全的婚姻。从生育上来说，夫妻双方患有同一种疾病,很可能会将这种疾病遗传给后代，这就严重影响了孩子的健康。

忌近亲结婚

近亲结婚可能导致胎儿畸形，孩子智力下降，并患上许多先天性疾病，这是早已被科学证明了的事实。

忌带病结婚

带病结婚，会影响夫妻双方的健康，如果是大病还会给家庭带来危机和裂痕。更为重要的是，如果在病没治好的情况下受孕生子，则很可能会给孩子的健康带来不良影响。

忌不进行婚前保健

婚前保健时，进行性卫生指导、优生优育咨询、避孕知识介绍等是男女双方婚后生活和谐、幸福的保障。婚前健康检查，可查出夫妻双方是否有影响优生优育的问题，以防患于未然。

忌对生育知识缺乏必要的了解

不少新婚夫妻由于对生育知识缺乏了解，婚后几年仍不见生子。他们对此焦急万分，甚至相互埋怨，导致家庭不和睦。

忌蜜月怀孕

蜜月期间，夫妻双方难免饮酒或过度疲劳，加上性生活也还不太协调，此时怀孕显然并非最佳。

忌高龄妊娠

最佳怀孕年龄女性为25~29岁，男性为25~35岁。年龄过大，可能会影响孩子的健康和智力。因此，最大怀孕年龄，女性不要超过35岁，男性不要超过45岁。

忌怀孕期滥用药物

女性怀孕期滥用药物，会直接影响体内胎儿的生长发育，有时也会造成早产、流产或死胎等现象，所以必须加以避免。确实需要用药时，也应在医生的指导下进行，切勿滥用。

忌怀孕期病毒感染

病毒感染不仅会影响母体的健康，而且也对胎儿健康构成一定的威胁，故应避免。

忌怀孕期间性生活无度

怀孕对女性来说是一个重要时期，在这一阶段，夫妻应节制性生活，不能频繁过度，尤其怀孕初期和最后两个月，更应特别注意，否则容易引起流产或早产。

忌怀孕期过度疲劳

过度疲劳或休息不好，都会使胎儿供养不足，影响胎儿健康。

忌妊娠期不进行产前检查

经常定期进行产前检查，可以及时消除可能出现的隐患，使胎儿得到一个更好的发育环境，这对母体、胎儿都是极为重要的。

忌怀孕期间吸烟

准妈妈吸烟会使胎儿患先天性心脏病，且发育迟缓、体重下降，还容易早产，影响孩子的智力。

忌妊娠期酗酒

准妈妈酗酒，会引起胎儿畸形，甚至患上胎儿酒精中毒综合征。

忌妊娠期接触有害有毒物质

准妈妈过多地接触化学物质、农药、铅、X射线等会使胎儿畸形，也可能使胎儿患白血病、恶性肿瘤等疾病。

忌怀孕期精神苦闷，大喜大悲

孕期精神苦闷、大喜大悲均可导致胎儿畸形，或对胎儿产生其他不良影响。

忌怀孕期玩猫、狗等宠物

猫、狗等宠物有可能使准妈妈感染上各种病菌，其中最常见为弓形虫感染。如果准妈妈被弓形虫感染，则可直接传染胎儿，使胎儿产生小头畸形。

忌带病怀孕

女性患有心脏病、肝炎、结核病、肾炎等疾病时，应先治好病，然后再怀孕，否则对母子均不利。

忌妊娠期营养不良

妊娠期营养不良包括营养素摄入不足和膳食搭配不合理，这就要求孕妇不能偏食、厌食、节食，否则都会对胎儿产生一定的不良影响。

忌妊娠期过分补养

有不少女性在怀孕期间拼命地增加营养，十分贪吃，这也是不对的。营养过剩会使母体过于肥胖，胎儿过大，这对胎儿和女性的健康都有消极影响。

5 营养与孕育聪明宝宝

营养是孕育聪明宝宝的一个重要环节。人的生命从一个重1.5μg的受精卵开始，到分化成600万亿个细胞组成的重量为3500g的完整人体，其重量增加了20多亿倍，这个发育成长的过程全依赖于母体供应营养。根据妊娠早、中、晚3期胎儿生长发育的特点，合理指导准妈妈摄取食品中的7种营养素——蛋白质、脂肪、碳水化合物（糖）、矿物质、维生素、水和纤维素，对母儿均十分有益。虽然影响胎儿正常发育的因素是多方面和复杂的，但是，准妈妈适宜而平衡的营养对胎儿的健康发育确是重要的。因为人的大脑发育与胎儿期的营养因素息息相关。值得强调的是，胎儿大脑发育必须具备3个条件：

◆大脑细胞数目要多。

◆大脑细胞体积要大。

◆大脑细胞间相互连通增多。

这3点缺一不可。根据人类大脑发育的特点，脑细胞分裂活跃又分为3个时限阶段：

◆妊娠早期。

◆妊娠中晚期的衔接时期。

◆出生后3个月内。

而蛋白质是大脑发育的必需物质，能维持和发展大脑功能，增强大脑的分析理解及思维能力。磷脂增加大脑的记忆力，是脑神经元之间传递信息的桥梁物质。碘被称为智力元素。糖是大脑唯一可以利用的能源。维生素能增强脑细胞蛋白质的功能等等。因此，合理安排营养是孕育聪明宝宝至关重要的一个环节。

6 优孕秘诀

优孕是一个全新的生育新理念：在精子和卵子结合之前6个月，夫妻就开始了孕育准备，因此，生命的孕育不只是10月怀胎。要力求达到优生、优时、优境的最佳状态，让最健康最富活力的精子和卵子在天时地利人和之时，把父母双方的精良基因，如容貌、智慧、个性、健康，在受精卵中重新组合并表现出来。

◆怀孕前3个月要双方身体健康无病，任何一方如果患有结核病、肝炎、肾炎，特别是女性患有心脏病、糖尿病、甲亢、性病、肿瘤都不宜受孕。病愈后，也要3个月后再受孕。

◆孕前3个月夫妇停止饮酒和吸烟。

◆孕前3个月都要慎用药物，包括不要使用含雌激素的护肤品。

◆从事对胎儿有害职业的夫妻，尤其是女性需要在孕前3个月暂时离开。

◆长久采用工具和药物避孕的女性，要在取出节育环或停药6个月后再受孕。

◆不要在疲劳时性交受孕。

◆过胖和过瘦的女性都应努力把体重调整到正常状态。

◆为减少“早孕反应”对身体营养的损失，要在准备怀孕前的3个月积极进食富含营养素的食物，如含叶酸、锌、钙的食物。

◆在准备怀孕前的3个月，女方多吃瘦肉、蛋类、鱼虾、动物肝脏、豆类及豆制品、海产品、新鲜蔬菜、时令水果。男方多吃鳝鱼、泥鳅、鸽子、牡蛎、麻雀、韭菜。双方要少进食火腿、香肠、咸肉、腌鱼、咸菜，不要吃熏烤食品如羊肉串等。同时少吃罐头及少喝饮料。

◆清洗蔬菜注意以浸洗方法去掉残留农药。

应该选择的受孕心理

在心情愉悦，没有忧郁和烦恼的状态下，进行负有受孕使命的性交。丈夫要重视并让妻子达到性高潮，它对于得到一个健康聪明的孩子至关重要。

优时受孕

排卵日期一般在下次月经前14天左右，排卵12小时内是卵子生命旺盛期。让刚排出的卵子在短时间内受精，可避开外界环境影响，此时孕育体质好、智商高的孩子几率最大——这就是优时。

7 最佳受孕年龄

一般认为最佳生育年龄女性为25~29岁，男性为25~35岁。过早生育，尤其是小于18岁，生殖器官和骨盆往往尚未完全发育成熟，怀孕、生小孩的额外负担对母婴健康均不利，也会增加难产的机会，甚至造成一些并发症或后遗症。而且，过早承担教育子女的责任，会影响工作、学习和家庭生活的安排。但也不宜过晚生育，一般女性最好不要超过30岁，因为年龄过大，怀孕、分娩过程中发生并发症的机会增多，难产率也会增高。尤其35岁以后，卵子中染色体畸变的机会增多，容易造成流产、死胎或畸胎，此外，高血压、糖尿病的发生几率也增高。男性大于45岁生育，精子中染色体也容易发生畸变，可生出染色体异常儿。如能选择最佳年龄生育，这个时期是生殖力最为旺盛的阶段，计划受孕容易成功，精子和卵子的质量较好，难产的机会也少，有利于孕育健康聪明宝宝。

8 哪个季节怀孕好

到底哪个季节怀孕最好呢?

南方和北方也有所不同，但一般认为，6~8月受孕为最佳，其中以8月份最为理想。

此时正值初秋时节，天气凉爽，热天造成的体力消耗正在恢复，各种富含维生素的新鲜瓜果蔬菜已经上市。肉、蛋、鱼、肝也很充足，为母体及时摄取并储备各种营养创造了有利条件。即使怀孕反应严重也不要紧，母体内早已有所准备，不会因呕吐、不思饮食而对胎儿的大脑细胞发育造成不良影响。

待隆冬到来，正是流感和风疹病毒流行时期，准妈妈早已平安度过了胎儿最易感染病毒的致畸敏感期。

而到了养、教并重的怀孕中后期，已是春暖花开，景色宜人之时，又给胎教提供了理想的外界环境。

待到临产时，正是气候宜人的春末夏初，可以避免新生儿出生后天气太热而生痱子，丰富的新鲜食品不但能满足哺乳的饮食需要，还有利于产后身体迅速恢复；同时，这个季节衣着单薄便于哺乳，给婴儿洗澡也不必担心受凉。

满月后，就可以抱到户外呼吸新鲜空气，进行日光浴，以预防佝偻病，同时减少患呼吸道传染病的机会。

到了婴儿4个月该添加辅食时，已度过肠道传染病的流行时期。

到满1岁该断奶时，又值来年春末夏初之际，各种营养丰富的新鲜果品陆续上市，及时补充了断奶后各种营养的不足。同时这时衣着单薄，有利于婴儿学走路。

因此，在6、7、8这三个月内受孕，来年3、4、5月出生，最为适宜。

9 最佳受孕时机

选择最佳受孕时机，是生育一个健康聪明宝宝的不可或缺的条件之一。为了确保计划受孕成功，主注意以下几个方面的问题：

身体健康无病

排除了可能影响精子和卵子质量的因素3个月以上。

例如烟酒会造成胎儿畸形、智力低下、流产、死胎、早产等不良后果。

因此，在计划受孕前3个月应戒烟酒。

男女双方衣着要宽大柔软，尤其不宜穿紧身裤

男方穿紧身裤，会妨碍睾丸的血液循环并增加睾丸的温度，造成生精功能减退。女方穿紧身裤，由于透气性差，容易滋生致病菌，增加得阴道炎的机会。所以准备做父母亲的人最好受孕前半年不要穿紧身裤。

排卵前应减少房事

减少排卵前同房次数，一方面是为产生足量高质的精子，另一方面也是让男方养精蓄锐。

预测排卵日

大部分妇女在下次来月经前12~16天（平均14天）排卵；也可用测量基础体温来预测排卵日；还可通过观察白带的性状来推测排卵日。在排卵日前后3天内同房则容易受孕，为最佳受孕时期。让刚排出的卵子立即受精，则孕育质佳、智商高的孩子几率最大。

预测排卵日期的详细方法介绍如下：

◆可用测定基础体温的方法预测排卵日。基础体温是人经过6~8小时睡眠后醒来未进行任何活动所测得的体温。

排卵前基础体温逐渐下降，相对较低，保持在36.4℃~36.6℃；在排卵日基本体温下降到最低点；排卵后基础体温升高，一般上升0.3℃~0.5℃，一直维持到下次月经来潮前开始下降。

◆根据阴道黏液变化判断排卵日。女性月经周期分为干燥期—湿润期—干燥期。在月经中间的湿润期，往往白带较多且异常稀薄，这一般持续3~5天。当观察到分泌物像鸡蛋清样，清澈、透明、高弹性、拉丝度长的这一天就是排卵日。

◆运用避孕镜检测排卵日。每天清晨，用舌尖将一滴唾液滴到镜片上，风干或灯下烤干后看到“羊齿状结构”即为排卵日。在安全期则会出现不规则气泡和斑点状图像，如果这两种图像同时出现，说明你处在过渡期。此种方法新颖、且操作简单便于掌握，测试准确迅速。

心理环境因素的影响

只要夫妻在思维、语言、行为、情感等方面都达到高度协调一致时同房怀孕，出生的孩子就会集中双亲的身体、容貌、智慧等方面的优点。夜深人静、居室清洁、心境恬和、恩爱缠绵之时，则是最好的受孕时机。那么，怎样营造这样一个受孕环境呢?

◆在心情愉悦没有忧郁和烦恼的状态下，进行负有受孕使命的性交；

◆夫妻特别是妻子达到性高潮，它对于得到一个健康聪明的孩子至关重要；

◆需要开灯，让室内沉浸在微弱的粉红灯光下，摆上香气沁人的鲜花，放些轻松优美的音乐，让气氛变得温暖。

优境因素

优境因素是指计划受孕要避开不利的自然界环境。如太阳磁暴、地震、日食、月食及月圆之夜等，会使人的情绪发生很大波动，使精卵细胞质量下降。雷电交加时会引起人的不安和惊恐。太阳黑子周会发生太阳耀斑，对生殖细胞和胚胎有伤害，导致出生后智力不良。

10 孕期卫生也是影响孕育聪明宝宝的因素之一

怀孕期间，因激素的作用，准妈妈的新陈代谢旺盛，身体容易出汗，外阴道分泌物增加，容易感染疾病，因此必须特别注意清洁。

保持清洁，天天洗澡

洗澡时间不宜过久，水温要适宜，以清洁水淋浴为最好。过热或洗的时间过长，容易疲倦、头晕、身体发冷。坐浴也会因为子宫充血，形成流产或早产，这都要特别注意。随着怀孕月数的增加，准妈妈下肢的负担会趋沉重，脚越来越容易疲倦，所以，在洗澡时不妨稍作足部按摩，这不仅可促进血液循环，更可预防肌肉痉挛。

怀孕后期，腹部凸起，身体难以保持平衡，入浴时容易滑倒，必须十分注意和格外小心，最好能在浴室铺上防滑的毡布。

口腔的卫生

保持口腔卫生是预防牙病的唯一方法。主要方法：是饭后即刷牙或漱口，特别是就寝前，一定要刷了牙才能上床睡觉。

◆怀孕后，激素会影响唾液分泌，使唾液黏性增加，食物残渣容易附着在牙齿上而滋生细菌，造成口腔污染，此时若不注意口腔清洁，很容易蛀牙。

◆怀孕可造成牙龈肿大、发红，所以在怀孕之前应接受牙医检查，首先确定是否患有牙龈炎或是否长有牙垢，以免怀孕后症状恶化。其次，在怀孕初期及后期都应接受检查，若牙齿有毛病，应马上治疗。

◆若患有口腔炎或口角炎，应充分摄取维生素B_2，牙龈出血，则多吃富含维生素C的食物，或进行有效治疗。

外阴部清洁

首先，阴道是内生殖器与外界相通的地方，细菌易于侵入，因此，应每日清洗外阴，更换内裤，防止发生各种生殖系统炎症性疾病。其次，阴道的后方是肛门，粪便里的大量细菌极易污染阴道。特别是有些准妈妈患有外痔，大便后如不清洗，更易弄脏内裤，污染阴道及泌尿道。

健康妇女的阴道里有大量乳酸杆菌，这种细菌把阴道粘膜产生的糖原分解为乳酸，使阴道里的渗出液呈酸性，酸性环境可以有效地抑制致病菌和滴虫的生长，这是人的自然防卫功能。同时，阴道里有大肠杆菌、葡萄球菌、链球菌等在缺氧条件下才能生长繁殖的厌氧菌及需氧菌。这些细菌，平时与人体和平相处，但是当人的抵抗力降低时，自然防卫功能遭到破坏，这些潜伏的致病菌便出来兴风作浪，造成感染。

因此，孕产妇平时一定要注意阴部清洁；发现白带增多又有异味，要及时检查治疗；妊娠期尽量避免性交；胎膜早破要及时住院，预防并治疗感染。

11 定期产前检查有利于孕育聪明宝宝

产前检查从月经停止及发生早孕反应时开始。在妊娠3个月左右时，要做一次全面的检查，检查应包括以下内容。

询问病史

◆了解准妈妈一般情况，如年龄、职业、住址。

◆既往史，如有无心、肝、肾等病史。

◆家庭病史。如夫妇双方家庭中有无传染病、遗传病史。

◆月经史。如初潮年龄、月经周期、行经天数、末次月经等。

◆婚姻史。如结婚年龄、配偶年龄、配偶健康状况等。

◆妊娠分娩史。如过去有无流产、早产、死产等情况，过去妊娠、分娩的情况。

◆本次妊娠的经过，如早孕反应、病毒感染或服药、X线检查等情况。

全身情况

检查准妈妈全身状况、营养情况，测量身高、体重、血压，检查乳房发育情况，并检查各脏器情况。

产科检查

包括：

◆腹部检查。检查子宫底高度、腹围、胎位、胎心等。

◆阴道检查。了解阴道有无霉菌或滴虫，产道、子宫及附件有无异常。

◆骨盆测量。测量骨盆内外径。

化验检查

必要的化验有血常规、血型、尿常规、肝、肾功能及肝炎病毒抗体阳性等。

产前检查不是只做一次就行了，而是要定期进行。一般整个孕期的产前检查应为9~13次，在妊娠7个月内应每月一次；妊娠28周后应每两周一次；妊娠36周后为每周一次。如有异常情况，可能就诊次数还有增加。

产前检查其目的是观察胎儿的生长发育，及早发现异常，及时纠正和处理；同时了解准妈妈的健康状况，及早发现和治疗各种并发症，并综合母胎情况，制定分娩方案。

定期产前检查既可以降低围产儿的死亡率，也可以减少致残疾病的发生率，更有利于孕育聪明宝宝。

优境养胎——是孕育聪明宝宝的保障

科学合理安排日常生活

孕妇的衣食住行都与胎儿生长发育有着密切关系，因此说孕妇 日常生活无小事，事事都关系到孕妇健康和胎儿的发育，必须引起孕妇及丈夫的足够重视。

1 摄取营养要适度

孕妇吃得越好、营养摄取越多就越对胎儿有利，这是一个十分错误的观点。孕妇营养缺乏对胎儿有危害，营养过剩照样对胎儿是个危害。据研究发现，孕妇在孕期营养过剩，会导致胎儿过大，会造成难产；若是碳水化合物太多，可产生饮食性糖尿病，导致胎儿发育障碍。若是某些氨基酸摄入过多，造成营养不平衡，可导致胎儿生长限制、畸形及智力障碍。维生素A过多会导致流产、无脑儿、眼畸形、脑裂、唇裂。维生素D过多会导致多脏器钙化等。因此，为了保证孕育聪明宝宝，孕妇的营养一定要适度。

2 服装穿戴要科学

所谓科学穿戴服装，就是要根据孕妇体形变化特点，所穿服装应宽大柔软，简单易做，美观大方，清洁卫生，防暑保暖，使孕妇感到舒适方便。衣料要选择轻软透气、吸水性能好的棉制品，不宜选择涤纶、尼龙等化纤类，因为化纤类不吸水，不易散热，并易产生静电，对孕妇胎儿不利。衣服要宽松肥大，不宜过小、过瘦，更不能追求时装，把腰带束得过紧，以免使腹部受压，影响胎儿发育。

怀孕期间最好穿平底或坡跟鞋，不要穿高跟鞋，而且选择鞋子要比平时大半号。因为穿高跟鞋容易使本来就已凸起的腹部更加向前挺；另外随着胎儿月份增大，小腿负担增加，穿高跟鞋会使小腿负担更重。

孕妇的袜子除了大小合适外，还不宜过紧。因为太紧的袜子会压迫血管，影响血液循环，促使水肿和静脉曲张的形成。

3 提倡修饰打扮，不要浓妆艳抹

爱美、爱打扮、爱化妆、爱修饰这是心理健康、热爱生活的具体表现。为适应妇女怀孕后身体变化，显示孕妇之美，应根据不同情况，用心打扮自己，装点自己。为掩饰臃肿的腹部，选件美观大方、带有直条或小花面料的衣服，使自己显得苗条。还可选择一件较宽松式服装并加上垫肩，双肩平挺，使人看起来更精神。为掩饰憔悴带斑点的面容，化点淡妆。根据季节在颈上系个彩色绸巾或经常更换色彩艳丽的衬衣，使颈部常有变化以分散别人的注意力。为给人以生气勃勃很有朝气之感，把头发剪短些，梳理整齐，再系个发结什么的。再选个与衣服、发型协调的挎包，那么，这时的您，就充分显示了一个伟大女性的美，一个特殊的美，一个人类最完美崇高的创造美。这种美是一种无形的力量，激励你和呕吐反应作斗争，激励你陶冶情操，提高素养，激励你高兴地做一切有利于胎儿健康成长的事。总之，孕妇修饰打扮有助于维护孕妇的良好心境，有利于孕妇、胎儿身心健康，这是我们所提倡的。

只要你用心打扮，相信你在孕期一定仍会保持妩媚动人的风韵。

孕妇化妆是无可非议的，而且有利于胎教，但应注意以下几点：

◆孕妇不要化浓妆。因为怀孕后皮肤比较敏感，使用过多化妆品，对皮肤刺激较大，以致引起过敏，这样反而弄巧成拙。

◆孕妇不宜烫发，尤其不宜用冷烫精烫发。

◆孕妇不宜用染发剂，因染发剂可导致皮肤癌，还可致乳腺癌和胎儿畸形。

◆孕妇不宜用口红，口红是由各种油脂、蜡脂、颜料和香料等成分组成。因油脂多采用羊毛脂，羊毛脂易吸附空气中对人体有害的各种重金属微量元素，又能吸附可进入胎儿体内的大肠杆菌等微生物，这些有害物质也容易附在嘴上，因此孕妇为了下一代的健康，要忌用这类化妆品。

4 保证睡眠

有人说："睡眠是孕妇的天然补品。"可见睡眠对孕妇是至关重要的，所以一定要保证孕妇有良好的睡眠。那么，怎样保证孕妇有质有量的睡眠呢?

首先，在受孕前至少1~2个月开始，养成良好的睡眠习惯，早睡早起，不熬夜，每晚12点前睡觉，每天保证 8小时以上的睡眠。有条件的要睡午觉，特别是夏天，每天都应睡午觉，午睡不要太长，以免影响晚上睡不着，最多不能超过两个小时。

其次，睡前不要喝浓茶、咖啡等带刺激性饮料，不要谈论过于兴奋的事或思考过多过难的问题，避免激动。要心情舒畅，努力做到心境安宁无杂念。要用温水洗脚、洗脸、刷牙。

然后，不要开灯睡眠。卧室要保持安静，空气流通，温度适宜。

最后，要讲究睡眠姿势，以自己舒服为原则。我们建议：妊娠早期以仰卧位为好，比较舒服。并在脚下垫一个枕头，这样做有利于血液循环，起到充分解乏的作用。妊娠中期以后取左侧卧位为好。这是因为妊娠中期以后，子宫越来越大，并且越来越向右旋转，使子宫的韧带和系膜绷紧，系膜中营养子宫的血管同时也受牵拉。因此，影响了对胎儿的氧气供应，易造成胎儿慢性缺氧。孕妇左侧卧就是为了改善子宫右旋程度，有利于子宫供血。这样，能促进胎儿正常生长发育。在腿脚出现浮肿或静脉瘤时，要把脚垫高，这样舒服些，睡眠效果也较好。

如有失眠感觉，可用拇指背侧按摩太阳穴30次，或用双手食指推抹前额约30次，还可试用“肚子枕头”，即把棉垫子一折，放在凸起的肚子底下。

这几种方法都可帮助你很快进入梦乡。

5 适度的运动是必要的

孕妇适度的运动，有4大好处。

调节各系统功能

调节神经系统功能，增强心肺功能，帮助消化，促进腰部及下肢血液循环，减轻腰腿酸痛和下肢浮肿症状。

呼吸新鲜空气，增加维生素D

在室外锻炼，能呼吸到新鲜空气。阳光中的紫外线能使皮肤中的脱氢胆固醇变成维生素D，促进对钙、磷的吸收利用，有助于胎儿的骨骼发育，防止孕妇骨质软化。

增强肌肉收缩和弹性

通过锻炼，能增强腹肌收缩，防止腹壁松弛造成胎位不正和难产。同时，由于锻炼增强了腹肌、腰背肌和骨盆肌肉的力量和弹性，有利于缩短产程，减少产道撕伤率和产后出血率。

有利于优生和增进母子健康

妊娠期的运动，是必须的，但要适度。运动量大，强度高，运动剧烈，会引起流产、早产等不良后果。反之，孕妇不运动或运动不足，也会引起食欲不振、便秘、肥胖、分娩不顺、难产等症状，也不利于胎儿的正常发育。

有些妇女怀孕后，对适度运动存在以下误区：认为天天操持家务，天天上班，运动量足够了，不需要运动了；也有孕妇，顾虑重重，生怕自己的不慎委屈肚中的宝宝，所以就过分地保重自己。不仅不运动，不活动，家务也不做，饭来张口，衣来伸手，甚至班也不想上。这是不科学的、错误的。妇产科医生都一致强调指出，除了早孕反应严重以及有严重的妊娠并发症外，孕妇参加适度的运动是必要的，也是必须的。

适度即以不感到疲劳为标准。同时要因人而异区别对待，切不可强求一致，要根据自己的体质情况来定。如果您平时就不爱参加运动，那么您每天做10分钟孕妇操，再有半个小时的散步也就可以了。如果您是体育爱好者，活泼爱动，经常参加体育活动，那么孕期您还可以继续运动。但必须提醒您，现在您毕竟处于特殊时期，所以要切记，任何孕妇都不能做高强度、过剧烈的运动，不能违背科学而蛮干，要掌握好度。

怀孕初期，一般来说，以散步、打太极拳、短途骑自行车、打台球、跳慢步交际舞等为宜。应避免蹦跳、扭腰、快速转动或需要瞬间爆发力的运动，以防流产。

怀孕中期，胎儿着床稳定，母亲运动量可稍加大点。但不要过激，更不可参加竞赛之类的活动。这个时期，最好选用自己平时喜爱的运动方式。

怀孕后期，运动量要减少，此时，腹部较大，容易失去平衡，特别要预防运动中跌倒，以防早产。这时的运动，以散步、做孕妇操为宜。

那么，孕妇如何选选择运动呢？我们认为：在孕妇的诸多运动中，散步是妊娠中最理想的运动方式。

一是散步是最缓和的运动，适于妊娠各阶段。即使散步时间长一点也不会对孕妇和胎儿健康造成什么危害，特别是到妊娠晚期，孕妇行动不便情况下，散步则成为最重要甚至是唯一的运动方式。

二是散步是最简单、最方便、最容易操作的运动方式。不论是城市孕妇，还是乡村孕妇，不论是条件好，条件差，不论是早晨还是晚上，整个孕期都可以做，不受任何附加条件限制。

三是有利于母子身心健康。特别是在丈夫的陪同下，一边溜达，一边呼吸新鲜空气，一边谈笑，一边与丈夫描绘美丽多姿、聪明可爱的宝宝，于是很快沉浸在愉快和幸福之中，什么疲劳，什么苦恼一扫而光。散步还可以帮助消化促进血液循环，同时通过散步产生的疲劳还能帮助睡眠。

为保证散步的最佳效果，要注意以下几点：

◆散步的心情要愉快，保持良好的兴致，心里要想的是与丈夫同乐，与“孩子”同乐，全家欢乐。

◆散步时不要走得太急，要缓慢，有节律而平衡，不要使身体受到震动。

◆散步地点最好选择海边、河边以及绿树成荫、繁花似锦、青草芳香的地方，这些地方幽静，空气清新，有利于孕妇消除疲劳，调解身心。如果条件不允许，选择地点也要避开闹市区或噪音大、卫生差、空气污染严重的地方。

另外，孕妇操也是一种很好的运动方式。一是它可以调节改善孕妇身体功能，促进孕妇血液循环，增强食欲，帮助消化，防止便秘，有利于睡眠，而且有助分娩。二是它可以促进胎儿的健康发育。三是它能帮助孕妇顺利渡过妊娠期、分娩期，还能帮助孕妇产后恢复体形，供给婴儿充足奶乳。

适合孕妇运动的体操很多，这里介绍几种。

呼吸运动——有助于分娩

◆短促呼吸。

孕妇仰卧、坐、立都可。最好选择在空气新鲜的地方。用鼻短促地重复吸5次，然后口微微张开，慢慢地呼出。可重复做，以不疲劳为好。

◆胸式呼吸。

从怀孕第4个月开始做直到分娩。早、午、晚各1次，仰卧为好，开始也可挺直腰背盘腿而坐。先用口呼气然后用鼻吸气使胸部鼓起。吸气要尽力，呼气要慢。如此吸、呼不断交替。为适应胸式呼吸还要做屏气，即先吸气，到尽可能深时，屏气2~4秒钟，然后用嘴吐气。

◆腹式呼吸。

时间与姿势同上。用鼻子吸气至下腹（实际上空气不会进入下腹，但有吸入的意念即可），直使大肚膨胀起来；吐气时，把嘴缩小，慢慢地、有力地坚持到最后，将身体内的空气全部吐出来。请注意，吐气的时候要比吸气时候用力，慢慢地吐。

◆胸腹联合呼吸。

时间同上，必须仰卧。先深呼气，然后吸气并鼓肚子，接着，鼓起胸部继续吸气。吸到最大限度时，停顿一下，然后，张开口慢慢吐气。首先，通过双肋下移把胸腔里的气排出，然后充分收腹。

腹式呼吸和胸腹联合呼吸，要在饭后30分钟以后做，而且不要连续做，以防止头晕。

上肢运动——锻炼胸肌，有利哺乳

◆双肩环绕。

两手放在肩头，分别向前后环绕。4~8次呼吸1次即可。

◆双臂划圈。

双臂向两侧伸直，用整个上肢前后摇晃划圈。4~8次呼吸1次。

◆双臂扩胸。

双手在胸前曲肘平举，手心向下，然后双手分开，手心向上两侧扩展开去。4~8次呼吸1次。

骨盆运动——锻炼产道出口肌肉，有助顺利分娩

仰卧在床上，曲膝，挺起腹部，抬起臀部，尽量抬高些，略停，然后徐徐下落。反复10次左右。

腹肌运动——增强腹部承受能力

半仰卧起坐。由平卧到半坐，不要求做全。本节难度较大，孕妇可量力而行。

胯部运动——锻炼腹、背肌，增强腹部承受力

双手叉腰，向前、后、左、右推动胯部或是扭动胯部做圆周运动。

此外，会打太极拳、会跳交谊舞的孕妇，仍可参加此类活动。会游泳的孕妇，孕期可游泳。

孕妇游泳要注意以下几点：

◆在怀孕第6个月，胎儿的状况比较稳定时方可进行。妊娠晚期就不适合游泳了。

◆经医生检查，血压、心脏等正常，身体健康，无宫缩方可游泳。

◆水要清洁，水温适度，不过凉，也不过热。同时要有人陪同和保护。

◆游泳时间不要过长，半小时为宜。

孕妇各阶段的运动都最好有亲人陪同，这样一可以进行保护，有利安全；二可以提高运动的兴趣，有利于孕妇与胎儿身心健康。

孕妇在出现下列情况时不适宜做运动：

◆运动中出现头晕、胸闷、腰腹疼痛、阴道出血等，应立刻停止运动。

◆妊娠过程中患有高血压、毒血症及其他并发症，不能参加运动。

◆有习惯流产、早产史者不宜参加运动。

6 讲究卫生

讲究卫生是预防疾病的重要措施，特别在孕期更要讲究卫生，以减少发病的机会。

讲究环境卫生

这里讲的环境，一般指的是居住环境。首先，居室不论大小，条件无论好坏，必须保持整齐干净。让房间的方方面面，犄角旮旯没有细菌滋生蔓延的条件。其次，要把房间物品摆放整齐，把气窗打开放进新鲜空气，创造一个整齐干净、空气新鲜、干湿适度、舒适幽静的理想环境。此外，定期把碗筷烫烫，经常把被褥晒晒，让房间保持清新卫生。孕妇自己动手整理居室物品，可触景生情，心情舒畅，有利于母子健康。

讲究个人卫生

首先要讲究饮食卫生。

要把住“病从口入”关。孕妇由于妊娠反应——呕吐的关系，常常出现偏食，不进食，出现忽而要吃这，忽而要吃那，甚而表现迫不及待，想吃就得马上吃，于是在街上买来小食品，根本不管三七二十一，拿过来就吃，原来少妇的斯文一扫而光。吃点小吃、小食品，无可非议，但还是该讲究卫生。那种不顾街上尘土飞扬，不顾小食品是否煮熟煮透，卫生不卫生，是不是伪劣食品，不顾自己手脏不脏，而只顾自己一时痛快。这样实在太危险了，千万不要一时不慎酿成千古恨。为了自己也是为了胎儿，还是应该克制一下自己，把东西买回家洗干净再吃，一定要把住“病从口入”这一关。

其次要讲究身体卫生。

勤换衣、勤洗澡（只能淋浴不能盆浴，防止感染）、勤剪指（趾）甲、饭前洗手、饭后漱口等都是孕妇照做不误的。还要天天刷牙，刷牙时一定要轻一些。这是因为妊娠后，体内雌、孕激素增多，使牙龈毛细血管扩张、弯曲，弹性减弱，以至于使孕妇的牙齿和牙龈不像平时那样坚固，容易浮肿、出血发炎、患妊娠牙龈炎。另外，与口腔卫生差，有牙垢沉积、好张口呼吸等因素也有关。所以孕妇一要勤刷牙，保持口腔卫生；二要多吃些维生素C丰富的蔬菜和水果，有助于减少牙龈出血；三要用软毛牙刷，刷牙轻一些。

孕妇的汗腺和皮脂腺分泌物较多，孕妇要经常洗澡。条件不允许时要经常擦身，这样既可除去污物，又可促进血液循环。怀孕后，白带增多，尿频，每天要用专用盆清洗阴部，以防感染、患病。

在孕期过性生活时，性交前后要坚持洗涤阴部，并在性交前督促丈夫洗阴茎，以防细菌带入阴道。

重视乳房卫生

妇女怀孕后，乳房就开始进一步发育增大，有时还有胀痛之感。应选用合适的胸罩托起胀大的乳房，既方便又美观，既减轻痛感，又有利于乳房发育。切不可将乳房紧紧裹在小胸罩内，这样做的害处是使乳房血液供应不畅，从而导致乳房腺体发育不好。也不能不戴胸罩，这样做同样不利乳房发育，也会导致乳汁分泌不畅通，影响出乳量。

进入妊娠中、后期，准妈妈就要为婴儿哺乳做准备，要经常用肥皂和温水洗乳房，尤其洗净乳头部分，洗后最好在乳头、乳晕上涂上一层油脂，以免局部裂口或感染。

进入妊娠晚期，为促进乳腺发达，要经常做乳房按摩，手感要轻。如果乳头有内陷，每次洗完乳房用手轻轻将乳头向外牵拉，使乳头外突，以免影响哺乳。在孕后期,乳房发育胀大时，要严禁挤压，防止损伤乳腺管，防止乳腺炎的发生。

7 避免过热水浴

孕妇要避免过热水浴，因母体温度过高，会引起胎儿畸形发育不良。孕妇洗澡时，水温最好在35℃~37℃，洗澡时间不要太长。如果孕妇体温比正常人高1.5℃，胎儿细胞会受到损伤；高出3℃时，脑细胞就有被杀死的可能，尤其在怀孕10~14周时，胎儿中枢神经系统发育易受高温影响。孕妇本人发烧也会杀死分裂中的细胞。专家也发现，怀孕期每日在过热水中浸泡40~60分钟的妇女，畸胎发生率明显升高。当然，不是每个洗过热水浴的孕妇都会造成畸胎。这与每个人的敏感性、耐热程度有关，但不管怎样，只要孕妇体温升高就会造成对胎儿的损伤。此外，同样的水温，洗澡时间长短不一，也会因每个孕妇怀孕时间长短不同，其受害程度也不同。

为避免畸形儿，孕妇早孕期，应避免洗过热水浴，尤其不要洗盆浴。此外，孕妇应尽量避免剧烈运动或高温作业，还要尽量避免发高烧，这些都会导致体温升高。

8 孕妇的性生活

妊娠后，孕妇生理、心理、体形都发生了变化，同时性生活也相应发生微妙变化。一般来说，女人怀孕后，会出现程度不同的“重点转移”，想孩子的事多了，想丈夫的事少了，性欲减弱。另外笨重的身体，害怕性交会给胎儿带来不利的心理，也影响着孕妇的性欲。然而此时丈夫的性欲却不会因妻子怀孕而减退，于是夫妻矛盾出现了。那么如何解决这个矛盾呢？妊娠中的性生活应该注意些什么呢？采取哪些措施既有利于夫妻和睦，又有利于胎儿生长发育呢？

妊娠期的性生活

孕期	生理变化与性欲	注意事项及措施
妊娠早期	胎盘未完全形成，胚胎处于不稳固状态，此时最容易流产 由于早孕反应和身体不适等因素，孕妇性欲、性反应减弱	性交次数：应比平时减少。夫妻间多些理解和体谅 性交体位：丈夫不要压迫妻子腹部。动作要慢，不要强刺激
妊娠中期	胎盘已形成，胎儿在子宫内稳固下来，流产的可能性减少了 早孕的反应消失了，性器官分泌物增多，性欲增高	性交次数：可愉快地过性生活，但要适度，不能与平时完全相同，次数要有节制 性交体位：可灵活多样，但不能挤压妻子腹部
妊娠晚期	体态的变化：加重腰部负荷，身体笨重不易活动，性欲减退 到妊娠最后一个月，性交造成早产的可能性极大	性交次数：应大大减少次数，时间要短，最后一个月要停止性交 性交体位：同上，最后一个月，丈夫要体谅妻子，可采用亲昵、抚摸等方式来得到性欲的满足，严禁粗暴、强刺激行为

9 孕妇旅行要当心

一般不提倡孕妇长途旅行。不提倡，不等于孕妇不能旅行。只要做好充分准备，旅途中多加小心，还是可以旅行的。旅行中首要任务是保护母子平安。根据孕妇生理特点，旅行要注意以下4点。

安排好时间

安排在怀孕4~6个月之间最为安全稳妥。孕早期，胎儿尚处在不稳定状态，外出活动有流产的危险，此时不宜旅行。孕晚期最好也不要旅行，因为这时的身体不甚方便，还容易挤压胎儿，稍有不慎有早产的可能。

做好准备

首先应去医院进行孕期身体检查，在医生的指导下旅行。除带上换洗衣服外，最好带个枕头或软垫，以便在乘飞机、火车、汽车时垫垫腰，保护腹部。临产期孕妇，还要带上生产时所用必需品，包括婴儿衣物，免得到时措手不及。前往的地方要事先联系好，以免吃、住不方便。

乘飞机为好

孕妇乘飞机去旅途，比较安全。但一般航空公司都有规定，怀孕28周以上的孕妇就不能乘飞机了。如乘火车应坐卧铺，乘汽车尽量选择柔软、靠背高的座位。

注意安全

孕妇长途旅行一定要有亲人或朋友陪同照顾。一定要吃好、睡好、休息好，别着凉、别感冒。孕妇出门在外很辛苦，在安排行程时，不要过于紧张，在换机、换车中，要留有充足时间休息。上下车、船尽量避免拥挤。在飞机、火车、轮船上，要经常活动，才有助于血液循环，防止下肢浮肿等现象发生。要严格注意饮食卫生，不要为省钱到地摊、小贩处买不卫生的食品及没有正规商标的饮料，以防孕妇腹泻。避免去医疗条件落后，交通不便的偏远山区，避免去传染病流行地区，以防病毒感染，防备出现意外情况。

戒除不良嗜好

孕妇倘若染上一些不良嗜好，自然会殃及胎儿。

1 孕妇忌玩猫、狗

由于猫、狗能传染疾病，会给胎儿带来灾难，因此忠告孕妇切忌与猫、狗玩耍。据资料介绍，弓形体原虫不仅寄生于猫体内，也寄生在狗、鸽等小动物体内。人若被弓形体原虫感染，就会出现高热、淋巴结肿大、肌肉关节疼痛，严重者还可能引起脑炎和失明。孕妇感染此病，不但自己受害，而且会影响胎儿。有些孕妇因此流产、生下死胎，或患原虫血症。弓形体原虫通过受损的胎盘进入胎儿体内，破坏胎儿的神经系统，使胎儿出现脑积水、脑钙化、小头症、神经发育及视力障碍、肝脾肿大等异常。所以建议孕妇为了下一代，尽量不接近心爱的小动物。

2 孕妇戒烟

到目前为止，已经知道吸烟的烟雾中含有4000多种有害物质，而且有害物的浓度很高，如CO（一氧化碳）比工业最大允许浓度高出640倍，丙烯醛甚至高达1500倍。现已肯定，吸烟是致癌的直接原因之一，烟已成为全球的公害。吸烟对人有害，对孕妇的危害就更大了。有人说孕妇吸烟等于胎儿吸毒，这不是耸人听闻，而是千真万确的。据有关资料介绍，孕妇吸烟后5分钟，就可以在胎儿的血液中发现尼古丁的痕迹，使胎儿的心率增加。进入母亲体内的尼古丁，有18%进入胎儿的血液，只有10%可排出，这样就有一部分尼古丁残留在胎儿体内。

据统计，每天吸15~20支烟的孕妇，早产率比一般妇女高出两倍，且胎儿体重要轻10%左右。孕妇吸烟导致胎儿畸形者为不吸烟孕妇的2~3倍，胎儿多是先天性心脏病，常常是较严重的心脏畸形。值得重视的是，吸烟对胎儿出生后的智力、体力也有影响，如脑的发育不良，血小板减少，精神呆滞，行为和语言学习困难。有人认为这种对智力、体力的不良作用，至少要持续到小学毕业。

可见，孕妇戒烟势在必行。但如果孕妇以前的烟瘾很大，戒烟是非常困难的。戒烟唯一可靠的方法是用意志和毅力，千万不可服用药物。因为戒烟的药物对孕妇、胎儿极其不利，实在无法戒烟者，就要将吸烟量控制在每天5~6支以下。

另外，父亲吸烟同样会影响胎儿的发育，据德国研究人员最近调查表明，丈夫吸烟的，妻子分娩时出现死胎比率高于丈夫不吸烟的。因此，妻子怀孕，丈夫最好戒烟，起码吸烟时回避妻子，以免影响胎儿。

3 孕妇饮酒

适量饮酒对人体并无大害，但长期大量饮酒会导致肝脾肾等病变和心血管系统病变，甚至导致食道癌、咽癌、喉癌。暴饮丧命，也屡屡发生。大量事实都证明，男子过量饮酒损害生殖细胞，破坏精子活力。使70%的精子发育不全，并直接影响受精卵的质量，使下一代发育畸形、呆、傻、痴。据调查，我国目前低能儿的父母中，嗜酒者占50%以上。

过量饮酒对常人有害，对孕妇及胎儿的威胁更大。妊娠期饮酒是导致“胎儿酒精综合征”的祸根，其主要症状是：体重轻，中枢神经系统发育障碍，可有小头畸形，面部很怪，前额突起，斜视，鼻孔朝天，上唇向里收缩，扇风耳，还有心脏及四肢的畸形。据统计，嗜酒妇女其后代中40%~50%为“胎儿酒精综合征”。

酒精的毒害作用与饮酒的时间、酒量有关。一般来说，愈是妊娠早期，喝得愈多，其致畸作用也就愈加明显。但这不意味着孕妇在孕期有一个饮酒的“安全期”，也不意味着有“安全剂量”的问题。为了胎儿免遭酒精的毒害，为了孩子的身心健康，万无一失的良策是孕妇滴酒不入。

4 孕妇饮咖啡

咖啡是一种兴奋性饮料，有祛除疲劳、兴奋精神的作用，所以很多人养成喝咖啡的嗜好。但咖啡中的咖啡因可作用于胚胎，与脱氧核糖核酸作用，引起突变，有造成流产和畸形的危险。孕妇喝咖啡不仅会影响睡眠，还会影响心脏功能，所以，孕妇不可经常喝咖啡。

5 孕妇饮茶

茶，尤其是绿茶，含有人体生长所必需的微量元素，有利于胎儿的正常生长发育。茶也被称为“中国的咖啡”，有兴奋大脑的作用，而且营养丰富，因此，我们提倡孕妇喝些茶，但不要喝过浓的茶，免得影响睡眠和休息。

6 孕妇搓麻将

孕妇染上“搓麻癖”，那是有百害而无一益的。一是孕妇在搓麻将时，一方面，精神会高度集中、高度紧张，另一方面，环境又极度嘈杂，空气又极污浊，这些会导致胎儿情绪不安，影响胎儿正常生长发育。二是曲身久坐搓麻将，使腹部受到多方面的挤压，供给子宫血液的子宫动脉也屈曲变形，血液循环不畅通，时间长了会引起胎盘缺血。胎儿的生命依赖胎盘供血，胎盘缺血，胎儿便易发生意外。三是妊娠后期，由于子宫增大1200克左右，加上羊水和胎儿可达6000克，它会压迫其后方的下腔静脉，使静脉回流不畅，造成下肢浮肿，甚至出现外阴部水肿，给生活带来极大不便，还可导致临产时产道不畅，增加难产可能。所以奉劝孕妇远离麻将桌，改换其他有益的休息与娱乐方式。

保持良好身体，防病、防感染

胎儿寄居母体之中，仰仗母体的庇护和孕育，由一个肉眼看不见的受精卵成长为一个活生生的婴儿，这将是一个惊人的变化！然而，这幼小的生命还是十分脆弱的，虽然胎盘对胎儿有一定的保护作用，可以阻止细菌的侵入，但病毒却可以自由地通过胎盘侵入胎儿体内，对胎儿构成很大的威胁。病毒是一种强烈的生物诱发物质，能使人类的染色体畸变，使胎儿畸形或染上遗传性疾病。

病毒与妊娠、胎儿的关系，是怎样的呢？据资料介绍，在澳大利亚的东南部发生流行风疹七八个月之后，这一地区突然发生了更加可怕的现象：一大批新生儿患有先天性白内障，而且这些孩子体轻如猫，哭声微弱，吮吸力差。这究竟是怎么回事呢？人们百思不得其解，这件事引起了全世界医学家的关注。医学家们研究发现，这些畸形儿与当年风疹病毒流行有直接关系，病毒是导致胎儿畸形的罪魁祸首。于是医学家们向人类揭示了这样一个真理：病毒与畸形儿是因果关系，是孕妇受病毒感染而导致胎儿畸形的。

血的教训，使人们认识了病毒与妊娠、病毒与胎儿的关系，医学家们已明确指出，风疹病毒及其他病毒，均是胎儿大敌。因此，孕妇在妊娠期间，应极大地重视对疾病、对病毒感染的预防。

1 防感冒

感冒是病毒引起的呼吸道传染病，包括普通感冒和流行性感冒两类。普通感冒，俗称伤风，主要表现为鼻咽部炎症，多数由病毒引起，少数为细菌感染。流行性感冒，简称流感，它由流感病毒引起。感冒具有传染性，孕妇由于免疫功能降低，更易受流感病毒的侵袭，一旦感冒又容易并发肺炎。

妊娠早期，由于胎儿的各个器官尚未发育完整，此时孕妇患流感，对胎儿影响较大，病毒可通过胎盘而影响胎儿器官的发育，特别在胎儿心血管系统形成时期感染，可致先天性心脏病。此外，孕妇患流感，造成胎儿兔唇等畸形的机会也要增加。感冒带来的高烧和病毒产生的毒素，还刺激子宫收缩，引起流产或早产。

孕妇患了感冒怎么办？

如果孕妇患的是一般感冒，无需特殊治疗，只要加强护理，注意休息，多喝水，感冒多会自愈。必要时，也要对症治疗，如鼻塞厉害的，局部用10%麻黄素、鼻通等药液滴鼻。咽痛不适，可用冷盐水漱口或含薄荷润喉片。中药可用银翘解毒片、桑菊感冒片、感冒冲剂、板蓝根等。不过，最好在医生指导下服用。

如果患的是重感冒或疾病向呼吸道发展，侵及喉部、气管或肺部，出现咳嗽、胸闷、发热不退等现象，应及时就医。

感冒虽然是一种常见病，有时不被重视，但在妊娠这个特殊时期，要特别重视，不然，小毛病也可导致大问题。

2 防风疹感染

风疹是一种传染病，传播源是病人和带病毒者，一般人感染风疹后临床症状并不严重，休息一两天，服用退热片及多饮开水，均能痊愈。但如果是孕妇，尤其是怀孕后前3个月的孕妇感染此病，病毒就可通过胎盘殃及胎儿，造成“先天性风疹综合征”，主要表现为视力、听力和心脏方面的缺陷。如先天性白内障、聋、哑、发音障碍以及小头畸形、肝脾肿大等疾病，还可导致弱智、低智等。因此孕妇对风疹必须保持高度的警惕。

那么，孕妇怎样预防风疹呢?

◆怀孕前最好接种风疹疫苗，以获终身免疫力，这是防感染致畸的最稳妥的办法。

◆在风疹流行的冬春季，孕妇应尽量少去或不去人多拥挤、卫生条件不好的公共场所，减少接触病源的机会。

◆出门应戴口罩，回家洗脸、漱口、漱嗓子，以防感染。

◆如果孕妇在妊娠早期患了风疹，就应中止妊娠，以防止生出畸形儿。

3 防弓形体病

此病多是因为人与动物尤其是与猫有过密切接触，或吃未煮熟的肉类而感染的。弓形体病症状与普通感冒有些相似，但该病会使胎儿大脑受损或双目失明，甚至死亡。

为防止弓形体感染，孕妇须做到以下几点：

◆不要接触小动物（猫、狗、鸟等）及其粪便。

◆不能吃未煮熟的肉类食品。

◆瓜果、蔬菜要洗净再吃，此免影响胎儿健康。

4 防妊娠高血压疾病

妊娠高血压疾病是妊娠20周以后的一种并发症，其特征为水肿、高血压和蛋白尿。妊娠高血压疾病会给母亲和胎儿带来极坏的影响。它会使母亲的肾脏、肝脏、肺等器官受到侵害，接着就要侵袭胎盘，导致胎儿停止发育，甚至胎儿在宫内死亡。妊娠高血压疾病损害胎儿的主要原因是胎盘受到侵害，使胎盘浮肿，血管变细，流通的血液减少，无法供给胎儿充足营养所致，所以妊娠后期要密切注视妊娠高血压疾病三大特征：一是浮肿，一般都会有不同程度的浮肿，但睡一宿觉，第二天早晨也就恢复正常了，如果早晨仍浮肿，就要到医院检查；二是高血压；三是蛋白尿，尿液中蛋白质含量高出正常范围的称为蛋白尿。一般临床检查方法不能发现，必须采尿化验，方可知晓。

怎样防止妊娠高血压疾病呢？妊娠期间要经常去医院检查。妊娠27周以前要一个月检查一次，28周以后，每两周检查一次，从第36周起，就要每周检查一次。频繁的检查，目的就是防止妊娠高血压疾病。同时要注意饮食卫生，营养平衡，注意保持安静，保证足够的睡眠。

保持良好的心境

1 孕妇的情绪对胎儿的影响

孕妇的情绪不仅影响本人的食欲、睡眠、精力、体力几方面的状况，而且可以通过神经——体液的变化，影响胎儿的血液供养，引起胎儿的心率、呼吸、胎动等许多方面的变化。

母亲的情绪对胎儿的生长发育有着极其密切的关系。母亲性情温柔、心境平和、宁静愉快，有助于胎儿身心健康。反之，孕妇悲伤、忧愁、抑郁、大怒、过喜、骤惊等，都会对胎儿有损伤性甚至毁灭性的打击。大量调查发现，妊娠早期，孕妇情绪过度紧张，可能导致胎儿兔唇；妊娠中期，孕妇情绪不佳容易导致流产；妊娠后期，孕妇情绪突然改变，会引起胎儿循环紊乱、子宫出血或胎盘早期剥离，造成胎儿死亡；临产时，孕妇情绪过度紧张，易导致难产，胎儿宫内窒息。母亲孕期心境不佳，可导致新生儿出生体重较轻，同时表现为躁动不安、哭闹、不爱睡觉、经常吐奶、腹泻，长大后表现比一般儿童智商低。

由此可见，孕妇必须拥有平静、乐观、温和的心境，只有这样才能使胎儿的身心健康地生长发育。但是，人的生活不总是那么平静、温馨。有时也会有些麻烦和不愉快发生，特别是孕妇，由于妊娠反应的不适，腹形的变化，负担的加重，工作的辛劳，生活的烦恼，人际关系的冲突等等，都会激起孕妇情绪的波动，爱哭、爱伤感、爱发脾气、爱冲动，所有这些对胎儿都是不利的。因此，要求孕妇必须学会和掌握摆脱消极情绪的办法和能力。

2 孕妇应怎样摆脱消极情绪

对消极情绪强行控制不可取；忍气吞声，更不是好办法，科学的方法总结如下。

暗示法

这里主要指的是自我暗示，积极的自我暗示是依靠思想或语言通过心理治疗对自己施加影响的方法，目的就是调理自己的心境、情绪、感情、爱好、意志。

自我暗示不是来自外界，而是来自机体内部对自己的心理施加影响的现象。有针对性的自我暗示，可以成为心理的自我影响的有效方法。这种方法有自我说服及自我教育的积极作用，可以调节控制情绪。

对于即将成为母亲的孕妇来说，应学会用自我暗示摆脱消极情绪。要时时事事暗示自己："我已经要做母亲了，母亲是无私无畏的，为了宝宝可以奉献一切，可以战胜一切。""为了宝宝我可以做到遇事不急，不生气，不计较工作生活中的是是非非。""不想不愉快的事。""不自寻烦恼。"在可能引起恐惧的环境中，要暗示自己："不要怕，没有什么可怕的。"在生气时，默念"息怒"等。

转移法

转移注意力，尽快投入自己最喜欢的工作或活动，这是缓解不良情绪的好办法。例如，练练书法，画张画，找朋友及聊聊天，看看画报和相册，想想过去美好的记忆……在被不良情绪困扰时，调节一下自己的情绪，就会使激动、悲伤的心情得以好转。

躲避法

孕妇可根据自己的性格特点，避开一些易引起不良情绪的环境。脾气躁的孕妇，应避开一些易引起人生气的场合；易于伤感的孕妇，应尽量不参加追悼会、亲朋好友告别会等；而胆小的人则应避免夜晚外出等。

音乐法

音乐是一种特殊的心灵的语言，既能传达人的各种情绪，又能影响和调节人的情绪，产生强有力的心理作用。当你的情绪不好的时候，可以播放一首轻快抒情的乐曲，或唱上一首喜欢的歌，你的心情就会顿时好转，烦恼和不愉快就会一扫而光。

发泄法

发泄法是通过向亲人、朋友等倾诉，把自己的不良情绪宣泄出来，以得到知己的劝慰、帮助、指点，使自己尽快从烦恼中解脱出来，使自己的心情平静下来。也可以通过写日记、写信形式，发泄自己的不快。

美容法

美容是一种摆脱妊娠消极情绪的好方法。孕妇要勇敢地享受孕期美，更要注意装扮自己。但忌浓妆艳抹，要坚持清洁整齐、美观大方的原则，经常洗洗澡、换换衣服。在发型、穿着上搞些小设计、小点缀，这样有两个好处：

◆由于投入对容颜、衣着的注意力，而忘掉妊娠中的不快反应。

◆注意修饰自己，自己也感到精神振奋，丈夫及其他人看了也特别舒服，说不定还要赞美你，你一定会因此更高兴、更舒心。

3 夫妻感情对胎儿的影响

夫妻感情的好坏直接影响孕妇的情绪好坏。孕妇孕期情绪良好，出生的孩子身心健康而且聪明。反之，孩子不是有生理缺陷就是有心理缺陷。据资料介绍，在孕期，夫妻俩今天吵明天闹，孕妇始终不得安宁，那他们孕育的胎儿在身心方面缺陷的概率比恩爱夫妻所生的孩子高出1.5倍，胎儿出生后，因恐惧心理而出现神经质的机会也比后者高4倍。而且这类儿童一般发育缓慢慢，智商低下。

为此，为生一个身体健康、智慧超群的宝宝，夫妻首先要恩爱，共同建立一个和睦、幸福的家庭。夫妻生活中要坚持“10多10少”，即：

多一点幽默，少一点训斥；
多一点尊重，少一点粗暴；
多一点信任，少一点猜疑；
多一点鼓励，少一点挖苦；
多一点平等，少一点专横；
多一点微笑，少一点冷漠；
多一点谨慎，少一点草率；
多一点提醒，少一点指责；
多一点体贴，少一点自私；
多一点行动，少一点空谈。

妊娠期间，丈夫为了妻子，也是为了宝宝应当付出更多些，主动承担更多责任，处理好夫妻之间的一些矛盾，对妻子要更理解、更体贴，与妻子共同分担所承受的压力。当然妻子也不要以“功臣”自骄，百般挑剔，横竖指责，也要多点理解。总之为了心爱的宝宝，夫妻之间应亲密无间，使爱情之火更红。

保持优良的环境

1 药物对胚胎和胎儿的影响

任何药物，包括维生素一类的营养药物，既有其治疗作用的一面，又有其不良反应的一面。这与用药者当时的机体状况有关，也与用药的剂量和方法有关。经过研究和临床观察证实，药物在孕妇体内可以通过胎盘运送到胎儿体内，甚至达到和母体内的药物浓度相等的程度。药物对胚胎和胎儿的影响可分为：肯定有害的、可能有害的、尚不清楚的。

明确有害的药物有：

◆四环素类药物：可致胎儿骨骼发育障碍、变黄。

◆链霉素和卡那霉素：可致先天性耳聋、肾脏损害。

◆氯霉素：可使骨髓机能抑制、新生儿肺出血。

◆磺胺类：可致新生儿核黄疸。

◆阿斯匹林或非那西汀：可致骨骼畸形、神经系统或肾脏畸形。

◆巴比妥类：可致胎儿的手指或脚趾短小、鼻孔通联。精神萎靡。口服的鲁米那（片）、速可眠（胶囊）、戊巴比妥钠（片）。异戊巴比妥（片），注射的苯巴比妥钠都属于此类。

◆各种激素：可致畸形。

◆抗癌药：可致畸形、死胎。

孕妇用药的注意要点：

妊娠期间要少用药或不用药，任何药物的应用均要在医生指导下进行。由于疾病需要用药时，要选择对胎儿无害的药物。如果病情必须使用某种药物，而该种药物对胎儿肯定不利，那就应中止妊娠。

此外，孕妇应严禁自己滥用药或听信“偏方”“秘方”。中药可按包装盒（瓶）上注明的“孕妇慎用”“孕妇禁忌”执行。

2 工作环境对胎儿的影响

妇女怀孕以后，一般可以照常上班，照常从事体力劳动，但此时毕竟与孕前有所不同，对工作强度都有了新的要求。如果工作环境中存在有害因素，会对孕妇及胎儿的健康造成不良影响，孕妇应主动申请暂时调离，改换别的工种，以免对胎儿生长发育造成不良影响。那么，哪些工作环境应引起孕妇注意呢?

◆从事搬运、建筑等重体力劳动的孕妇，应调换一下工种，去干较轻松的工作。

◆长期站立、弯腰等工作的孕妇，最好避开特殊体位的劳动。

◆高空作业，对孕妇很不安全，更需要调换工作。

◆温度过高、震动过剧、噪声过大的工作环境，均对胎儿生长发育有不良影响。孕妇如工作在高温环境，会引起孕妇体内温度升高，当孕妇体内温度升高至39℃，就会影响到胎儿脑细胞的正常发育，而且对胎儿中枢神经系统的发育也是有害的。孕妇工作在震动环境中，容易引起流产和早产。长期在噪声中工作，生下的孩子易患精神衰弱。孕妇最好生活和工作在30~40分贝的环境中（30~40分贝时主观感觉很安静，相当于夜间医院病房或住宅区中的居室)。因此从事高温、震动、噪声作业的孕妇，需要暂调工种，以保障孕妇和胎儿的健康。

◆经常接触铅、镉、甲基汞金属，会增加妊娠妇女流产和死胎的危险性。铅、镉对女性影响较大，会引起中毒，尤其是对孕妇影响更突出，会导致婴儿智力低下。铅、镉作业的男性工人，也会酿成妻子流产、早产。为了后代的健康，不仅女方妊娠前后要避免与铅、镉接触，男方也应避免做与铅、镉接触的工作。甲基汞会引起胎儿畸形。

◆电离辐射，可严重损害胎儿，甚至会造成畸形、先天愚型和死胎。属于电离辐射的职业，包括与工业生产放射性物质接触、电离辐射研究、电视机生产、医院放射线等。如怀孕早期照射X射线，可诱发染色体或基因突变，引起胎儿畸形可胎死，这种作用往往取决于母体接触X射线部位及剂量的多少。在怀孕两周内，孕妇受照射后，可造成胚胎死亡；怀孕6~12个周内，极易发生各种各样的畸形；怀孕中期后，放射虽不引起明显外观畸形，但可造成胎儿生长障碍或智力低下。1945年，日本广岛和长崎遭受原子弹的袭击，有人曾对爆炸时怀孕18周以内的孕妇进行了随访调查，发现他们所生的小孩，小头畸形和智力低下、发育迟缓率均较高。

◆科学研究发现，孕妇如果操作电脑，电脑周围产生磁场和射线，特别是电脑两侧及后部磁场和射线最强，可导致孕妇流产或胎儿畸形。孕妇如果操作复印机，复印机产生的臭氧浓度高于1~2ppm（百万分之一二）时，就容易造成流产、畸形或后代智力低下等。所以长时间从事电脑、复印机工作的孕妇应考虑调换工作。

◆据资料介绍，孕妇如是医院的麻醉师或手术室护士，由于经常接触麻醉药，引起腹内的胎儿畸形或流产的可能性较大，因此从事这项工作的孕妇，有必要暂时调换工作。另外某些科室的临床医生、护士，在传染病流行期间，经常与患各种病毒感染的病人接触，而这些病毒，特别是风疹病毒、流感病毒、巨细胞病毒等，会对胎儿造成严重危害。因此，临床医务人员在早孕阶段，又值病毒性传染病流行季节，最好暂换工作，如条件不允许，至少自己要加强保健、严防病毒侵入体内殃及胎儿。

◆许多化学农药对孕妇会引起流产、早产和致畸胎儿，所以提醒从事农业生产的农村孕妇，不要从事喷洒和搬运化学农药工作，不要把农药堆放在室内，尽量避开化学农药对孕妇的侵袭。

以上多半强调对从事重体力劳动及特殊职业、特殊工种的工人、农妇及医务人员怀孕后的要求和注意事项，那么对坐办公室的孕妇要注意什么呢?

坐办公室的，特别是北方冬季的大办公室，室内封闭严实，来往人员较多，嘈杂喧闹，再加上吸烟人多，烟雾萦绕，空气混浊，这对孕妇代谢、血液循环是十分不利的。孕妇即使在舒适的小办公室里工作，长时间保持一个姿势坐着不动，全力以赴专心致志于一件事，不注意改换姿势，不注意休息，这也是对自己和胎儿的“惩罚”，影响胎儿的正常发育。所以长期坐在办公室里的孕妇，不要久坐不动，要经常出外散散步，舒展身体，呼吸新鲜空气，有利于母子健康。

3 自然环境对胎儿的影响

孕妇经常到空气清新、风景秀丽的地方游览，欣赏大自然美景，在美中陶冶性情，激发孕妇对美好生活的热爱，这无疑对孕妇心理健康是有益的，有利于孕妇新陈代谢，有利于孕妇心情舒畅，气机调顺，更重要的是可以使胎儿外象内感，从而使下一代更聪明。

有条件的孕妇，可经常进入林海，听林涛阵阵，见秀木葱郁，感受山林之美。有条件，你可去海边，听海鸥鸣叫，睹巨浪排空，远眺海面，领略大海的博大胸怀。有条件，你可饱览滔滔的黄河、奔涌的长江、蜿蜒起伏的万里长城……这些中华民族伟大的象征，会使你的民族自豪感油然而生。会使你更加热爱生活，热爱伟大祖国。当你沉浸在千姿百态、气象万千的大自然怀抱中，被大自然的美所吸引、所陶醉的时候，大自然已给你和你的宝宝上了最难忘记的一课。

山林、大河、海滨，固然景色秀丽，雄伟壮观，魅力无穷，但不是所有的孕妇都是有条件享受到，因为孕妇不适长途跋涉。那么，没有条件的孕妇怎么办？不难，大自然就在我们脚下。因为大自然的内容极其丰富，不仅仅是海滨、山川，它包括日月星云、山水花鸟、草木鱼虫、大地麦田、园林公园……包括春天生机蓬勃的秧苗，秋天金黄的硕果，夏天万紫千红的鲜花，冬天皑皑的白雪……总之，大自然的美到处可见。正如伟大的雕塑家罗兰说：“美是到处都有的，对我们眼睛不是缺少美，而是缺少发现。”年轻的孕妇，睁开智慧的双眼，大胆地去发现吧！就地取材，尽快投入大自然的怀抱，陶冶情操，领略美的神韵。

这里还需提醒年轻的孕妇，为唤起审美的愉悦，在欣赏过程中，要全身心地投入，从感性到理性，要有美的升华，要求孕妇在欣赏中要积极地赋予想象。这样有利于孕妇和胎儿的健康生长发育，有利于胎儿聪明才智的培养。

4 生活环境对胎儿的影响

孕妇的居室

家庭，是孕妇休养生息场所，是孕育聪明宝宝的外环境。可以说，在你的孕期生活中，有1/2以上的时间是在家庭度过的。因此，重新设计孕期居室，为胎儿创造一个优雅宜人的环境，是十分必要的。

总的设计原则是整洁、安静、幽雅、舒适。居室的整体色彩应以白色、淡蓝色或湖蓝色为基调，给人以柔和淡雅、明快之感。整个房间整洁舒适，使孕妇尽快摆脱烦躁情绪，从精神上及体力上得到休息。还可以在房间内挂上几张活泼可爱的娃娃画像，他们可爱的形象会使孕妇产生许多美好的遐想，会联想自己的宝宝同样漂亮聪颖。这样可以对优化孕妇心境产生极佳效果。还可以根据住房情况悬挂景色壮观的油画也是有益的，它不仅能增加居室自然色彩，而且能使人的视野开阔。此外，还可在居室悬挂名人及书法作品，时时欣赏，以陶冶性情。还可养几盆花，摆上玲珑精巧的盆景，给孕妇以大自然的魅力，激发孕妇对美好生活的热爱。在书架上添些新购的有关准妈妈必读之书，使孕妇在安闲之余，丰富知识，提高素养。总之，创设一个优美恬静、整洁舒适的居室环境，会使孕妇情绪稳定，精神愉快，从而对胎儿产生最良好的影响。

家庭氛围

和谐乐观的家庭氛围是胎儿文化的摇篮。处于爱和温暖氛围中的孕妇充满了幸福和明朗的心理感受，并能通过信息传递去感染胎儿，使胎儿也在这种快乐轻松的胎教环境中获得良好的心灵感受，从而健康成长。

怎样创造良好的家庭氛围?

要创造良好的家庭氛围，必须加强夫妻双方的共同心理修养，做到互敬、互爱、互信、互帮、互慰、互勉、互让、互谅。夫妻之间经常进行情感沟通，妻子不要对丈夫“求全责备”，丈夫不要嫌妻子太“娇气”，多些宽容和理解，彼此相敬如宾，恩恩爱爱，相依为伴，使家庭成为生活中平静的港湾，在这里能得到鼓励，得到关心，得到快乐。

丰富家庭业余生活也是创造良好的家庭氛围的有效手段。业余时间，夫妻一同到郊外小游，漫步在乡间小路，散步谈心，或者一同探亲访友，还可在家共赏音乐，挥笔作画……总之要千方百计丰富家庭业余生活，使孕妇生活充满高尚情趣，富有旺盛的活力，使家庭氛围，始终温馨和谐。

避免接触农药及被农药污染的物品

农药对优生优育有危害。孕妇接触农药等化学物品，容易发生流产、早产、死胎和先天性畸形。

为了预防农药对胎儿的危害，孕妇在妊娠期避免接触被农药污染的物品，更要避免接触农药制品，住宅和庭院不要喷洒农药、灭蚊蝇药剂。吃水果一定要削皮，不能去皮的水果蔬菜，应在清水中反复清洗。不要吃市场上卖的无根豆芽，它可能造成胎儿的畸形。

家电的影响

家用电器越来越多地走进千家万户，这是令人欢欣鼓舞的事，但必须认识到，如不注意防护，使用不当，也会给人尤其给孕妇和胎儿带来伤害，影响到优生。

如在荧光屏前工作的孕妇，流产、早产和下畸形儿的比率较高。因微波炉使用不当或质量不好，造成微波污染；孕妇睡的电热毯，通电后会产生电热磁场，均可影响胎儿骨细胞的正常分裂，并导致胎儿畸变，从而使胎儿出现畸形。那么，如何防止家电对孕妇的不良影响。

◆孕妇在日常生活中，尽可能少接触或不接触家用电器，最好少看或不看电视。若要看电视，应保持较远的安全距离，最好不要直接面对电视，看完电视后要洗脸。

◆孕妇卧室最好不要摆放家用电器，尤其是彩电、电冰箱、微波炉等。使用空调时，要注意通风。

◆妇女怀孕不宜使用电热毯。若要使用，待暖和后，关闭电热毯后，才上床睡觉。

◆家用电器最好每星期检查一次，严防漏电。孕妇要特别注意不能触电，如孕妇一旦触电，即使只有轻微的麻木感，也应及时到医院进行产前检查，以防万一。

合理安排膳食，保证孕妇营养

根据妊娠早、中、晚3期胎儿发育的特点，合理指导准妈妈摄取食品中的7种营养素——蛋白质、脂肪、碳水化合物（糖）、矿物质、维生素、水和纤维素，以保证胎儿的健康发育的需要。

1 你和胎儿需要哪些营养成分

怀孕后，你身体的各个器官及各个系统为了负担孕育胎儿的责任，发生了重大的生理变化：基础代谢率增加，甲状腺功能增强，泌尿系统、消化系统的负担加重，以及血容量、子宫增大等。而你腹中胎儿的变化则更加惊人，他必须在短短的266天内完成人类所经历过的几十亿年的进化过程，由单细胞生物发展为哺乳类动物。这就需要有大量的营养素作为坚强的物质基础，来满足孕妇热能消耗，保证胎儿的正常发育。

首先，在孕期应增加一些高热能的食物，因孕妇的热能消耗较孕前增加15%。否则，容易造成氨基酸充足而热能不足，没利用的氨基酸可形成酮酸，影响胎儿大脑发育。

其次，蛋白质也是你所需要补充的重要营养物质。蛋白质中的氨基酸对胚胎或胎儿、子宫、胎盘、乳房的发育及修复极为重要。孕期每天蛋白质摄入量为170克~200克，大约是孕前的两倍。这些蛋白质可以从3个鸡蛋、500毫升牛奶或新鲜鱼肉和瘦肉中得到。

脂肪也不容忽视。脂质是脑及神经系统的重要成分，大脑重量的51%~54%为脂质。在脑发育过程中如无适量的必需脂肪酸，可推迟脑细胞的分裂和增殖，所以在你的膳食中也应当包括适量的脂肪。

糖类是胎儿代谢所必需的营养物质，如供给不足，你的机体就不得不以氧化脂肪和蛋白质来代替葡萄糖的工作，造成不利的影响。一般说来，你每天的膳食中，至少应有150克~200克的糖类。

钙和磷对于你来说也是不可缺少的，胎儿的骨骼等发育离不开这两种物质。你的胎儿总共需要3万毫克钙。在你的膳食中，每日应比正常情况下多补充500毫克钙。牛奶、豆制品、硬果类、芝麻酱、虾皮等都是钙、磷的良好来源。值得注意的是，有些孕妇唯恐胎儿缺钙，每天吃许多钙片及维生素D，殊不知，这可能导致新生儿患高血钙症。严重者将影响胎儿的智力。所以在孕早期，每天摄钙量为800毫克，后期可增至1200毫克，不宜再多。

维生素也应在你的膳食中占据一席重要位置。这是因为胎儿体内细胞合成的每一个步骤，都需要由维生素来促成。数量虽然不多，却是维持生命必不可少的营养物质。

维生素C是胚胎发育的必需营养素，对胎儿的骨骼、肌肉和脑组织等的发育有明显的促进作用，还能加速铁的吸收。维生素D在胎儿的生长发育中也是必不可少的，可调节钙、磷的代谢，一旦缺乏可使胎儿骨骼发育异常，出现新生儿先天性佝偻病。

国外学者曾对妊娠3个月以内的孕妇做血中叶酸、维生素C、维生素B_2水平的测定，发现孕妇血中这3种物质的含量较正常低者，分娩了患有神经系统畸形儿。医学家们试用一些维生素来对抗畸形儿的发生，获得了良好的成效。

但是，如果妊娠期间摄入维生素过量，同样也会引起胎儿畸形。美国对300位生有神经系统畸形儿的母亲进行了统计，发现有60%的母亲怀孕前后不同程度地盲目服用过复合维生素制剂。因此，你在饮食方面应注意合理营养，平衡膳食，切不可随意服用维生素制剂。

2 哪些食物能促进胎儿智力发育

孕妇的饮食营养对胎儿的智力有明显的影响。人的大脑主要由脂类、蛋白质、糖类、维生素B、维生素C、维生素E和钙等构成。充分保证孕妇营养合理供应，就能在一定程度上促进大脑细胞的发育。能促进大脑细胞的发育食物称作益智食品。根据我国的国情和膳食习惯，我们把一些较为常见的益智食物列举如下。

主食类：大米、小米、玉米、红小豆、黑豆等。

副食类：核桃、芝麻、黑芝麻、松子、葵花子、杏仁、红枣、黑木耳、金针菇、海带、紫菜、花生、鹌鹑蛋、牛肉、兔肉、羊肉、鸡肉、鸽子肉、田螺肉、草莓、金橘、苹果、香蕉、猕猴桃、柠檬、芹菜、菠菜、柿子椒、莲藕、西红柿、萝卜、胡萝卜等。

以上这些食物中各种营养成分的含量各不相同，如能搭配食用，则能互相弥补不足，增加营养含量，收到更好的效果。如小米或玉米与红枣、黑豆等煮粥食用；鸡肉与柿子椒、鹌鹑蛋与黑木耳、花生与芝麻搭配等。

值得注意的是，胎儿在出生前已形成有140亿个神经细胞，细胞数量已达到顶点，出生后不会再增加，而只能是细胞质量的发展和提高。也就是说，胎儿如果在细胞增殖分化期就营养不足，出生后即使喂养得好，脑细胞数目也不可能达到正常水平。临床实践证明，如果孕妇营养状况良好，胎儿出生时，脑重量可达350克左右。因此，重视孕育聪明宝宝的父母，都应把握好时机，注意给腹内胎儿的大脑发育补充营养。

3 孕妇不宜食用哪些食物

每个人都有自己的口味和饮食习惯，这是无可非议的。但是，为了孕育健康聪明宝宝，你必须尽量克制自己避免食用一些可能对胎儿有害的食品。孕妇不宜食用的食物有：

◆含有酒精的饮品以及咖啡、可口可乐等饮料；含有防腐剂、色素的各种罐头食品。

咖啡中的咖啡因通过胎盘血循环进入胚胎，可造成胎儿基因突变或染色体畸变，导致胎儿畸形。实验表明，将成活的精子加入一定量的可乐饮料中，1分钟后，早期配方的可乐饮料可杀死全部精子，新配方的可乐饮料可杀死58%。因此，专家建议孕妇应少喝或不喝可乐。

◆油炸食品及香辣调料。

◆腌熏制品，如香肠、腌肉、熏鱼等，因含亚硝胺可致胎儿畸形。

◆生肉、生鱼、生鸡蛋及未煮熟的肉类食物。

◆可疑的食物，如不新鲜的肉、鱼及贝壳类，发芽的土豆，霉变的花生，不能确认的野生蘑菇以及开始变质的水果、蔬菜等。

◆热能过高且容易使人发胖的食品以及过咸或过分辛辣的食品，如奶油、冰激凌、肥肉、糖果、糕点、巧克力等。

4 微量元素对胎儿有什么影响

微量元素是人体的重要元素，其含量均在体重的万分之一以下。它们在人体中的含量虽然很少，但是对于生命却是非常重要的。其作用：

一是构成骨、齿的主要物质。

二是构成血管、肌肉等组织不可缺少的成分。

三是能够调节生理功能，维持体内各组织的渗透压力及酸碱平衡。

可以说，微量元素与胎儿的生长发育休戚相关。

近年来的研究结果表明，微量元素的缺乏或过多均可导致婴儿各种出生缺陷。现已初步证实，可以影响胎儿发育异常的微量元素有铁、锌、碘、镁、铜、锰等。

铁

铁是人体需要的重要金属元素，是合成红细胞的主要成分，并参与了人体内多种酶和其他组织的合成，是胎儿发育的必需营养物质。怀孕前，妇女每次月经要损失一些铁，所以铁的储备不是很充足，加之胎儿发育对铁的迫切需要，很容易造成孕妇缺铁。铁的缺乏常导致分娩无力、早产、死产、低体重儿及新生儿先天性缺铁贫血。孕期缺铁对婴儿日后的发育和健康会有长远的不良影响。

因此，妊娠期应适当加强孕妇对含铁食物的摄入，如蛋黄、肉、肝、绿色蔬菜、坚果类等。尤其在妊娠4个月后，每日应保证膳食中至少含28毫克铁，才能够维持母体和胎儿的正常需要。

锌

锌能促进胎儿生产发育，维持血液中维生素A的水平。孕妇和乳母对锌的需要量比一般成人高两倍。如果母体缺锌，可以使胚胎发育速度减慢，各组织器官的分化紊乱导致畸形，其中尤以中枢神经系统的畸形多见；还可导致性腺发育不全的侏儒症；同时也容易发生流产、过期妊娠以及低体重儿。所以要求孕妇每日饮食供给锌量必须维持在15毫克左右。

一般讲，所有食物均含锌元素，但动物类食物中的含锌量比植物类食物多。

碘

碘是第一个被发现与出生缺陷有关的微量元素，它是合成甲状腺素的重要物质，而甲状腺素则影响全身组织氧化作用。胚胎第10~18周是神经系统发育时期，此时缺碘可致甲状腺素合成不足，造成永久性的中枢神经和听神经损害，出现呆、哑、聋、痉挛性瘫痪、先天性克汀病、甲状腺肿大等症。

因此，孕妇应有意识地多吃些含碘丰富的食物，如海带、紫菜、海蜇、海虾等。

镁

孕妇缺镁，将不能正常妊娠。孕初反复呕吐或长期慢性腹泻，均可造成缺镁，导致胎儿死亡及唇裂、短舌、脑水肿等严重畸形。

所以，孕妇在孕期应多吃一些大豆、芝麻、海带、玉米、菠菜、黑枣、香蕉等含镁丰富的食物，防止体内镁元素的缺乏。

铜

在人体的微量元素中，铜的含量仅次于铁和锌。铜的缺乏，极易导致胎膜变薄、脆性增加，弹性和韧性降低，从而引起胎膜早产。此外，还可影响胎儿头颅和躯干的生长，造成大脑萎缩、骨骼变形、心血管异常等先天缺陷。

所以孕妇应有意识地多吃些动物内脏、菠菜、大豆、芝麻、虾、糙米等含铜的食物，以补充体内铜的含量。

锰

锰参与人体蛋白质的合成以及中枢神经递质的传递。母体缺锰，可影响胎儿的发育，使胎儿骨骼异常，出生后脑功能失调，容易发生癫痫。有报道，孕妇血锰水平低者，其新生儿的出生体重及身长等均低于正常值。

为了预防母体微量元素不足，应做到不挑食、不偏食，吃得杂一些，粗细粮搭配，食物多样化。同时，不要过多地吃糖果、糕点等食品，以免影响食量，导致微量元素的不足。在孕早期，一些孕妇由于妊娠反应而影响微量元素的摄入，可有意识地补充一些微量元素含量较高的食品。如反应严重，直到妊娠后期仍不能进食，长期依靠输液供给热能，则应进行优生咨询，必要时可做一些特殊检查以明确诊断，避免缺陷婴儿的出生。

孕妇每日膳食中微量元素的供给量见表1，一些食物中主要微量元素的含量见表2。

表1 孕妇每日膳食中微量元素的供给量碘

碘（微克）	115
镁（毫克）	225~325
锌（毫克）	13~18
铜（微克/千克体重）	30
铝（微克/千克体重）	2
锰（毫克）	5~10
铬（毫克）	2~2.5
硒（毫克）	0.5
氟（毫克）	0.5~1.5
镍（毫克）	0.25~0.5
铁（毫克）	33

表2 一些食物中主要微量元素的含量 （毫克/千克）

食物	镁	铬	锰	钴	铜	锌	钼
小 麦	1502	1.75	49.0	0.75	4.08	31.5	0.79
精 粉	299	0.23	6.0	0.36	1.50	8.9	0.32
米	1477	0.16	2.8	0.16	4.10	6.5	–
精 米	251	0.04	1.53	0.10	3.04	1.6	–
玉 米	664	0.05	1.31	0.36	1.80	18.2	–
玉米粉	269	0.08	2.05	0.87	2.13	9.0	–
淀 粉	22	–	0.34	0.55	1.25	0.8	–
植物油	5	0.47	1.00	0.15	2.27	1.6	–
蔗 糖	190	0.10	1.75	0.03	1.00	0.5	0.13
蜂 蜜	250	1.21	4.24	0.25	6.83	8.30	0.19
精白糖	2	0.02	0.13	<0.05	0.57	0.20	–
原牛奶	102	0.01	0.19	0.06	0.19	3.5	0.20
脱脂牛奶	96	<0.01	–	0.36	0.29	3.0	0.02
蛋	113	0.16	0.53	0.10	4.10	20.8	0.49
蛋 黄	101	–	0.88	0.12	2.44	35.5	–
蛋 白	103	–	0.43	0.06	1.70	0.3	0.12
牛 肉	283	0.09	0.05	0.52	0.90	56.6	0.07
脂 肪	5	0.23	0.03	1.94	0.80	1.50	–
猪 肉	209	–	0.34	0.17	0.39	18.9	3.68

5 B族维生素对胎儿发育有何作用

B族维生素对孕妇的身体健康起着积极的作用，而且有利于胎儿的生长发育。

首先，维生素B_2可促进胎儿视觉器官的发育，并可营养胎儿的皮肤，使其细腻柔嫩，防止皮肤疾患。

其次，维生素B_6对孕早期的呕吐现象有明显的治疗效果；维生素B_1可促进消化液的分泌，增强孕妇的食欲，进而促进胎儿健康成长。B族维生素和叶酸是胎儿形成血红蛋白、刺激红细胞增生的重要成分，并能增强胎儿及出生后婴儿的免疫功能，保证孕妇的良好情绪和胎儿神经系统的良好发育。

所以，目前国内外一些学者都主张孕妇从妊娠开始，每日摄取一定量的B族维生素，有益于母体与胎儿的健康。

6 选择适合你的食谱

胎儿的健康发育离不开母体的营养，而母体的主要营养来源就是你餐桌上的饮食。你一日三餐吃什么，怎么吃？其中大有学问。这里特为你提供几份食谱（表3、表4），供你参考。

表3 孕早期食谱举例

序号	早 餐	中 餐	晚 餐
一	牛奶1碗 面包干2片 卤鸡蛋1个 橘子1个	米饭150克 卷心菜肉片 拌藕片 海米、西红柿鸡蛋汤	烙饼 茄子泥 泡菜 香菜萝卜汤
二	豆浆1碗 饼干4片 煮鸭蛋1个 山楂果酱	米饭150克 肉片青椒 醋熘白菜虾皮 榨菜蛋花汤	烧饼 糖醋小萝卜 素炒莴笋丁 番茄肉汤
三	牛奶1碗 烤馒头干2片 咸鸭蛋1个 苹果1个	小米饭150克 干贝小白菜 豆腐干肉丝芹菜丝 山楂什锦汤	千层饼 炒西红柿 绿豆芽炒豆腐丝 虾皮紫菜汤

表4 孕中、晚期食谱举例

序号	早 餐	中 餐	晚 餐
一	甜豆浆1碗 芝麻烧饼50克 豆包50克 鸡蛋1个	馒头150克 小豆米粥50克 瘦肉炒菠菜 牛肉烧豆腐	米饭150克 猪肉白菜 芝麻酱拌黄瓜 海带汤1碗
二	牛奶250毫升 麻酱花卷100克 煮鸡蛋1个	二米饭（大米、小米）150克 熘肝片黄瓜 素鸡白菜 紫菜蛋花汤	馄饨100克 馒头100克 番茄肉片 素炒莴笋片
三	牛奶250毫升 馒头100克 鸡蛋1个	豆米饭150克 素烧豆腐 白菜虾仁 番茄苋菜汤	绿豆小米粥50克 丝糕150克 肉片油菜 韭黄炒虾皮

四	豆浆250毫升 面包100克 煮鸡蛋1个	米饭150克 肉片萝卜 海米炒油菜 排骨海带汤	红枣小米粥 花卷100克 牛肉焖黄豆 素炒菠菜
五	牛奶250毫升 豆包100克 鹌鹑蛋4个	豆米饭150克 白菜烧豆腐 清蒸鱼 口蘑蛋汤	黑米粥50克 包子150克 虾皮炒小白菜
六	豆腐脑1碗 包子100克 鸡蛋1个	栗子米饭150克 青椒肉片 猪肝菠菜 木耳黄花菜汤	鸡汤挂面100克 肉丝青豆 栗子烧小白菜

7 孕妇应控制食盐的摄入量

盐，不仅是重要的调味品，而且还是人体必不可少的营养物质。没有食盐，就没有生命。但是，医学家们一致认为，孕妇在妊娠期内，尤其是在妊娠的最后几个月里，应该少吃盐。因为只有这样做才能够有效地防止妊娠高血压疾病的发生。孕妇每日盐的摄入量应在3克以下。

那么，有没有一个既能减少盐又能刺激孕妇食欲、两全其美的调味方法呢?

最近，营养学家和医学家提出了一些方法，可供准父母借鉴。

◆若菜肴为两种以上，切莫在每盘菜中均衡施盐，应把盐集中撒在一种菜内。

◆强烈的咸味能唤起人们的食欲，所以炒菜时不宜先放盐，而应把盐直接撒在菜上。

◆充分利用酸味，如用醋拌凉菜等，因为酸味能刺激胃酸分泌，增强食欲。也可以使用山楂、柠檬、柚子、橘子、西红柿等，这些水果均有促进食欲的酸感和风味。

◆对于鱼和肉类，最好烧的时间稍长一些，使之色、香、味俱佳，以增进食欲。

◆用蘑菇、紫菜、玉米等有天然风味的食物，制成各种不加盐而味美诱人的膳食。

◆肉汤中含有丰富的氨基酸，可以诱发强烈的食欲，因而在制作各种菜肴时，应充分利用肉汤。

◆少用酱油，尤其是在拌凉菜时不宜用。

◆灵活运用甜食和肉冻，合理搭配，花样翻新。

8 孕妇吃饭为什么要细嚼慢咽

妇女在怀孕后，胃肠、胆囊等消化器官所有肌肉的蠕动减慢，消化腺的分泌也有所改变，导致孕妇消化功能减退。特别是在怀孕初期，由于反应较强，食欲不振，食量相对减少，这就更需要在吃东西时做到细嚼慢咽，使唾液与食物充分混合，同时也有效地刺激消化器官，促进其进一步活跃，从而能吸收更多的营养。这对孕妇的健康和胎儿的生长发育都是有利的。

近年来还有人认为，孕妇的咀嚼与胎儿的牙齿发育有密切的关系。有报道说："胎儿到了3周，牙齿就开始发育了，而且决定胎儿一生牙齿的质量，这时要教给胎儿进行咀嚼练习。胎儿牙齿的质量与母亲咀嚼节奏和咀嚼练习的关系很大。”并且断言：“脑子的发达与咀嚼有很大关系。”这些说法是有一定道理的。因此，如果你吃饭时习惯于“速战速决”，那么，为了你和孩子的健康，最好从现在开始改一改这个习惯。

9 孕妇饮水是不是多多益善

水是人体必需的营养物质，约占人体总量的60%。它能够参与人体其他物质的运载和代谢，调节体内各组织间的功能，并有助于体温的调节。孕妇和胎儿都需要水分，因此孕妇每天必须喝足够的水以补充自身的消耗，以减轻怀孕后的不良反应。许多患头痛、腹痛等症状的孕妇，喝水后症状可减轻。饮水还有助于降温，并预防泌尿道感染。但是，孕妇饮水是应该有一定限度的，并不是多多益善。水分摄取得过多，如不能按要求排出，多余的水分就会贮留在体内，引起或加重水肿。一般说来，孕妇每日至少喝6~8杯水，当然，这并不是绝对的，要根据不同的季节、气候、地理位置等情况酌情增减。特别是妊娠晚期，更应注意控制饮水量，以免对孕妇及胎儿造成不良影响。需要注意的是，口渴并不是判断机体缺水的理想指标，当感到口渴时，体内的水分已丧失1%，所以不要等感觉口渴后再饮水。平时可通过尿的颜色判断饮水量是否充足，如尿液颜色为淡黄色且清亮透明，则饮水量已足够；若尿液颜色为深黄色，则需要增加饮水量。

10 孕妇为什么要多吃水果

胎儿在生长发育过程中，需要有维生素来参与细胞的合成。而母体的某些器官，如子宫、乳房等，怀孕后也在发育生长，同样需要一定的维生素。

前面我们已经提到，维生素B、维生素C为7种益智食品之一。它们虽然在蛋类、乳类、豆类、蔬菜中的含量都不少，但它们都易溶于水，往往在烹饪过程中会大量地损失掉。

而水果中的维生素尤其是维生素C的含量也很高，水果可以洗净后生吃，这样就避免了加热过程中维生素的损失。这是前者所望尘莫及的。因此，孕妇应多吃些水果，特别是一些应市时鲜水果，以补充自身及胎儿对维生素的需求。

水果最好生吃，并注意用水冲洗干净。水果去皮后应马上食用，不要放置太长时间，以免与空气过多接触，从而造成维生素的损失。

11 怎样安排孕期饮食

孕妇营养状况对新生儿婴儿体格与智能发育有极大的影响。孕妇营养不良可致婴儿出生体重低，某些营养素过少或过多可导致先天畸形。营养不良与低体重儿可能有脑细胞减少、智力发育迟缓及脑功能异常。据统计，低体重儿中先天畸形发生率8倍于正常儿。因此，妊娠期间科学合理地安排好孕妇的饮食营养是十分重要的。

怀孕1～3个月的孕早期饮食

这时期，因为胎体小且胎儿生长速度相对缓慢，所以孕妇每日只需9625~10462千焦（2300~2500千卡）热能。

由于内分泌和精神因素的影响，孕妇往往有不同程度的恶心、呕吐、厌食、偏食，因此这时的饮食应健脾和胃、清淡爽口并富有营养。

孕妇最好采取少吃多餐的办法，什么时候想吃，就什么时候吃，想吃什么就吃什么。可根据市场供应情况，多吃些新鲜水果、蔬菜、鱼、肝、鸡、猪瘦肉、鸡蛋以及豆制品等食物。

在反应严重、进食很少的情况下，要注意摄取水分，同时补充一定的维生素B和维生素C。

妊娠中、晚期蛋白质摄入量的基本要求

孕妇在妊娠中、晚期，每日蛋白质摄入量不应少于80克，其中优质蛋白质应在20克左右。一个鸡蛋约含7克蛋白质，牛肉、羊肉、猪瘦肉及鱼类的蛋白质含量约为17%，谷物中含7%~10%。而在这些食物的蛋白质中，氨基酸种类与含量各有不同，只要合理搭配，广而食之，就能满足胎儿发育的需要。

怀孕4～7个月的孕中期饮食

这段时间胎儿增长速度加快，尤其是胎儿骨骼和大脑发育，急需补充大量的蛋白质、无机盐和维生素。而且，这时孕妇的早期反应也已过去，因此应当不失时机地调整饮食，合理补充营养。

尽管不少孕妇已注意到食物的营养价值，但是膳食结构仍不尽合理，往往影响营养素的利用。孕妇既要有意识地增加蛋白质的摄入量，也要适当增加脂肪、糖类和维生素等的摄入量。可根据食物搭配，有选择地增加些豆类、蛋、奶、猪瘦肉、牛肉、羊肉、鱼、虾、猪肝、海带、蔬菜、水果等食物。

应该注意的是，由于此时多数孕妇胃口大开，容易不加节制地过多进食，反而带来不良的副作用。所以应避免随意乱吃，尽量做到营养适当。

妊娠晚期饮食

妊娠晚期，即最后3个月，胎儿增长更加迅速，需要的营养也逐渐增加。但由于胎儿的压迫，母体的肠胃容量相对减少，消化功能也相应减弱。孕妇还常常出现肢体水肿、便秘等情况。因而此时的饮食宜清淡可口，易于消化，并注意减少食盐，不要吃得太咸。主食也应适当减少，多吃些含纤维素高的新鲜蔬菜和水果，以减轻水肿和便秘。

综上所述，孕妇的体质和孕期的营养，直接影响胎儿的生长发育，孕妇的合理营养可促使胎儿得以正常发育，否则将产生小样儿、体弱多病儿等，孩子的一生将笼罩着阴影。所以说，为了使你的孩子更加健壮、聪明，通过合理的膳食安排，做到饮食养胎，是不可忽视的重要环节。

12 孕妇吃得越多越好吗

有些妇女一旦怀孕，为了增加营养，就倾其所能，使劲加餐，拼命吃，结果体重大增，营养过剩。其实，这样做对孕妇和胎儿都没有好处。

首先，吃得过多将导致孕妇体重剧增。由于体内脂肪蓄积，导致组织弹性减弱，分娩时容易造成滞产或大出血，而且这些肥胖孕妇最有可能出现妊娠中毒症、合并糖尿病、肾炎等病症。而且，体重增加过多会使孕妇不舒服，产后恢复也较困难。

其次，胎儿也身受其害。一是容易发生难产。据统计，目前国内孕妇难产率达20%~30%，婴儿体重越重，难产率越高。二是容易出现巨大儿（胎儿体重超过4000克）。分娩时巨大儿使产程延长，容易影响胎儿心跳，发生窒息。而且出生后，由于胎儿期身体脂肪细胞的大量增殖，引起终生肥胖。因此，医学界呼吁，在胎儿期就应预防肥胖症。三是围产期胎儿死亡率高。统计资料表明，孕妇体重增加超过13千克时，围产期胎儿的死亡率比普通孕妇的高2~5倍。因此，孕妇应合理安排饮食，不可无休止地过度进食。

一般说来，妇女怀孕后，由于新陈代谢的增加会吃得多一些，但只需增加15%的热能，也就是说，每日比以前增加2092千焦（500千卡）热能就可以了，并不需要太多的营养。因此，每日主食500克（要粗细粮搭配），鸡蛋两个，鱼、虾、肉类或豆制品150克，牛奶250毫升或豆浆500毫升，新鲜蔬菜500克，水果适量，就可以满足孕妇的需要。关键是要搭配均衡，防止偏食，而不必过多地进食。

判断孕妇是否营养过剩，最好的办法是观察其体重增加的情况。在正常情况下，孕早期，孕妇体重最好增加0.75千克~1.5千克，以后每周增加0.4千克，至足月妊娠时，体重增加总数以12.5千克为宜。有人设计了这样一个公式来帮助判断孕妇是否营养过剩：

肥胖度（%）=（实际体重−标准体重）÷标准体重×100

标准体重（千克）=本人身高（厘米）−100

如发现体重增长过快，就应及时调整饮食结构，适当限制主食，少吃甜食及脂肪类食品，并适当增加活动量，尽量把体重控制在合理的水平线上。

以下的方法，可以帮助你在合理限度内维持体重。

◆一旦你知道自己怀孕后，每周提醒自己一次，这样可以防止吃得过多，有助于把体重控制在一定范围内。

◆如果你体重超重，就更应当小心一些，在孕早期就不要过分进食，因为你的食欲随后还会增加。

◆在你的室内或工作场所放一些营养丰富的水果和小吃，一般不吃高热能、低营养的食品，如极易吸收的蛋糕、脆饼和饮料等。

◆不要为消遣而吃东西，你可以玩一些智力游戏或做些手工，来打发枯燥的时间。

需要说明的是，如果你已经明显超重，并且正在减肥时，怀孕前应当停止减肥，这一点十分重要。

不管怎么说，妊娠期减肥绝不是一个好主意。

一旦你打算怀孕或已经怀孕，除非医生考虑你是危险性肥胖，应当小心选择食物外，你千万不要采取任何剧烈减肥手段。

在妊娠早期和后期的3个月，是胎儿的大脑发育和成熟阶段，饮食不足和饮食品种不丰富对其影响最大。

定期到医院检查，做好自我监护

定期到医院检查和自我监护，是在产前估计和掌握胎儿发育状况重要方法，是科学胎教的重要内容。

1 医院检查

医院检查较全面，如营养状况、发育状况、测量血压、检验血色素、查肝肾功能和尿蛋白、腹部检查、测量骨盆径线和宫高、摸胎位、听胎心等等，以及根据异常情况，进行其他检验和诊断，并对孕妇进行科学指导。

城市孕妇孕期应检查8次以上，而农村孕妇孕期也应检查5次以上。

具体去医院检查的时间安排如下：怀孕前3个月至少要进行一次检查，3个月以后每4周检查一次，7个月以后每两周检查一次，9个月以后每周检查一次。

2 家庭自我监护

家庭自我监护是由孕妇本人及其主要亲属，特别是丈夫来进行的，这就要求孕妇及其丈夫应学习和掌握一些有关监护的知识，以便在家里进行一些简易的自我监护，这样可以提早发现异常，提早采取应急措施，才能预防早产、死胎，才能避免胎儿过小或过大而导致难产的发生，从而保证孕期平安无事。

自我监护还可给医生提供必要的资料。当然，自我监护，一日数次，坚持数月，是一件很麻烦的事，但为了母子万无一失，再麻烦也是应该做的。更何况从爱心出发，自我监护也是一种乐趣。自我监护的内容主要有数胎动、听胎心音、量宫底高度、称体重、量腹围，如果家中有血压计，还应测量血压。

数胎动

胎动是预测胎儿在宫内安危重要信号，能表明胎儿在宫内的健康状况。胎儿在4个月时，便开始在宫内活动，起初较弱，以后逐渐增强，胎动有滚动、手动、踢脚、伸展身子、蠕动、打嗝和呼吸等各种形式。

孕妇感到胎动的时间，不是每个人都一样的，有的在第4个月的中间就可以感觉到胎动，而一般多是在5个月以后，才感到胎动，要记录第一次感到胎动的时间。以后胎动次逐渐增加，7~8个月胎动达到高峰。一天中有两次胎动高峰，一个是下午7~9时，一个是午夜11时至凌晨1时。一般上午胎动均匀，下午2~3时和早晨胎动最少。

数胎动时，孕妇姿势以仰卧或左侧卧为好，丈夫或孕妇本人将两手放在腹壁上，胎动的测量标准，以胎儿开始动到停止为一次。为了帮助记忆，可用豆粒或纽扣投入碗里计数，或画正字计数。

测胎动应是每日早、中、晚各测1小时，晚上在8~10时为好，然后将3次所测的胎动数相加再乘以4，即得出12小时的胎动总数。一天当中，胎动次数究竟多少才算正常呢?

一般来说，正常明显胎动1小时应不少于3~5次，12小时胎动数为30~40次。

胎动受到许多因素的影响，如妊娠月份，测定时间，用药、吸烟，孕妇情绪等。总之，只要胎动有规律，变化不大，就算正常。12小时胎动少于20次或每小时（即一次计算数）少于3次，则说明胎儿在宫内缺氧，属异常。胎动消失是胎儿死亡的前兆。不管是轻微缺氧还是严重缺氧，都要采取急救措施。胎动过频或无间隙地躁动，常是胎儿早期因缺氧挣扎而发出的信号。若不及时改善缺氧状况，则胎动强度逐渐减弱，次数逐渐减少甚至停止，说明胎儿垂危。故对胎动长期频繁而不缓解的情况，应及时去医院检查，不要有任何侥幸心理。一般来说，胎动消失先于胎儿的心跳消失，如果在胎动消失而胎心正常时，抢救及时，胎儿有成活的希望。可见，测胎动在家庭自我监护中的作用及重要。

听胎心音

孕妇在近20孕周时，胎儿的心跳已经有力了，听胎心音时，孕妇可取仰卧、两腿伸直姿势。

丈夫可以直接用耳朵或用木听筒贴在妻子腹壁上听胎心音，也可以用超声多普勒来听胎心音，其声响是滴答、滴答的跳动。每日至少听一次，每次一分钟。每分钟120~160次为正常。如果跳得过快、过慢或不规则，都属于异常现象，应立即去医院检查治疗。

测量宫底高度

宫底高度就是从宫底到耻骨联合（小腹下部中间的骨头）上沿之间的距离。

孕妇应在排完尿后测量宫底高度，测量时仰卧在床上，两腿曲起。

量宫底，应从怀孕5个月（第20周）开始，每周1次，丈夫可用卷尺测量，正常情况下宫底高度每周增加1厘米。

- 孕8周时，在耻骨上就可以触摸到增大的子宫底部。
- 孕16周时，宫底约在耻骨与肚脐的中间位置。

◆20~22周时，宫底基本达到脐部。

◆28周时，宫底约在肚脐与胸骨下端剑突之间。

◆32~34周时，由于胎头入盆，宫底的上升速度减慢，或略有下降。

◆妊娠36周时，胎头进入孕妇骨盆，宫底上升速度减慢，然后略有下降。

宫底升高的速度反映了胎儿生长和羊水等情况，如果增长过快或过慢，都应去医院检查。

称体重，量腹围

整个孕期，孕妇体重可增加10~12千克。怀孕初期，由于孕妇呕吐，体重有时不增加，甚至有减少的可能。妊娠中期和晚期每周约增加418克，腹围每周增长6.9毫米，1个妊娠月增大2.7厘米。称体重、量腹围应从妊娠中期开始，如果体重、腹围数值与上述数值相近，说明胎儿发育正常。

记妊娠日记

孕期漫长，孕妇和胎儿会有许多变化，为了记录这些变化和胎教实施情况，最好在检查确定妊娠开始时，就建立妊娠日记。

日记的内容有孕期保健情况，胎儿发育状况和实施胎教情况等，具体内容有：

◆ 记录末期月经第一天的日期。

◆ 检查确定妊娠的日期。

◆ 早期妊娠反应开始的时间、反应情况、终止时间。

◆ 记录首次出现胎动的时间。

◆ 家庭自我监护情况。记录胎动、胎心率、宫底高度、体重和腹围。

◆ 每次产前检查情况和病历。

◆ 孕期患病和用药情况。

◆ 接触射线和其他有毒物质的情况。

◆ 外出旅行。

◆ 饮食与运动情况。

◆ 对胎儿实施胎教的情况。

◆ 其他情况，如性生活可用暗号记录，等等。

妊娠日记应根据实际需要来写，篇幅可多可少，记妊娠日记是一种乐趣，应坚持到底。

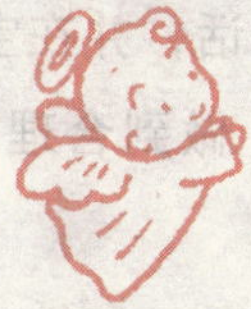

准爸爸在优境养胎中的作用

1 准爸爸在优境养胎中的职责

◆陪妻子做产检，接送妻子上下班；陪妻子待产及进产房，打理好坐月子的事宜。

◆选购孕产和育婴的有关书籍，夫妻共同阅读，并互相交流。

◆陪妻子散步、做孕期保健操或其他适宜运动，每天保持一定的运动量。

◆帮妻子做家务事、按摩酸痛的肌肉，或说说笑话。

◆在妻子对自己没自信时，帮助她树立信心，称赞她“可爱、漂亮”。

◆倾听妻子的情绪问题，不要让妻子独自伤心，也不要和妻子吵架。

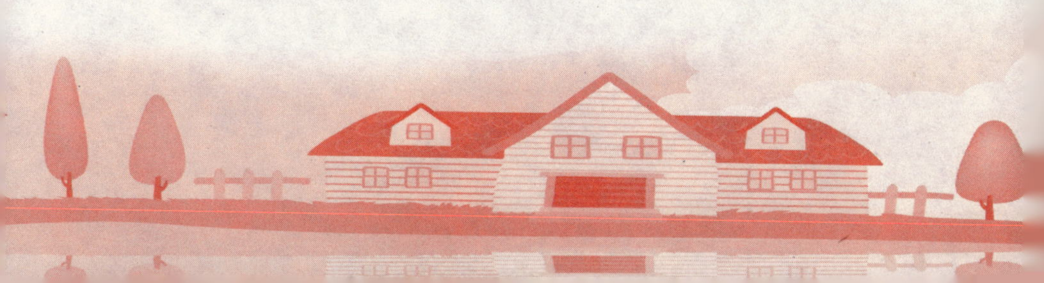

◆准备可爱的婴儿照片和海报，让妻子每天“看了就高兴”。

◆准备各种妻子听了会心情好的音乐及胎教音乐。

◆每天和肚里的宝宝说话，并在宝宝面前称赞妈妈。

◆鼓励妻子饮食均衡，做到合理搭配，协助她控制体重。

◆陪她一起选购婴儿用品，和她一起布置婴儿房。

◆绝对不在家中和妻子面前抽烟。因为“二手烟”也会影响宝宝脑部发育，增加早产和体重不足的可能性。

2 帮助妻子料理生活

妇女怀孕以后，可以做适当的家务事，但她十分需要亲人的照顾。在妊娠早期，准妈妈的口味十分怪，原来爱吃的，现在一看见就恶心；原来不爱吃的，现在却十分爱吃。她可以忽然被什么味道刺激得哇哇大吐，也可以吃起爱吃的东西没完没了。这就是妊娠反应。做丈夫的要理解妻子并想方设法满足她的要求，帮助她寻找爱吃的东西。丈夫应主动下厨做饭，要选择清淡爽口，营养丰富，易于消化的食品，并注意少量多餐。有时，可能千辛万苦为妻子弄来的食物，妻子却不屑一顾。这也不要灰心，要尽可能多准备几种小吃小菜，以供妻子随意选择。

妊娠反应一般在怀孕3个月以后可自行缓解消失，这时妻子的胃口会很好，食量大增，要注意给妻子增加营养，以满足准妈妈和胎儿需要。

3 丰富妻子的业余生活

胎儿的发育除需要各种营养物质供给外，还需要各种良性的刺激和锻炼。丈夫应尽可能地让妻子情绪愉快，使妻子身体的内环境稳定，才有利于胎儿的发育。如给妻子讲一些幽默风趣的故事，适度地开开玩笑，使妻子感情更丰富；陪伴妻子观看艺术表演，看戏剧片，或作画，以提高艺术修养等。同时，丈夫也要鼓励妻子加强“专业”学习，特别是怀孕后期，可与胎儿一起学习，如看看儿童读物、读读童话等。

孩子是夫妻爱情的结晶，孕育聪明宝宝自然要双方共同承担。当你为即将做爸爸而欣喜的时候，切莫忘了你在优境养胎中的责任。

4 激发妻子的爱子之情

母亲与胎儿有着密切的心理联系，母亲对胎儿有任何厌恶的情绪，都不利于胎儿的身心健康。

科学家发现，有的胎儿出生后，不吃母乳，但不拒绝奶瓶喂乳和其他母亲的母乳喂养，经过追踪了解，其母亲怀孕时，多次厌恶胎儿，想要流产，直到出生时，这种情绪使得胎儿在腹中就产生了对母亲拒绝的态度，出生后仍对母亲有警惕性，不肯吃她的奶，这对新生儿心理造成了损伤。

因此，做丈夫的对妻子要保持良好的情绪，要多与妻子谈论胎儿的情况，猜想宝宝的脸蛋长得多么漂亮，眼睛多么明亮，增加母子生理、心理上的联系，增进母子的感情，与妻子共塑胎儿在母亲子宫宝殿中安详舒适、自由自在的形象。要多关心妻子妊娠反应的情况，给予安慰、鼓励、支持，不要让妻子因妊娠反应所引起的不愉快对腹中的胎儿产生影响。

5 协助妻子搞好科学胎教

孩子是夫妻爱情的结晶，科学胎教自然要双方共同承担。尽管胎教主要是由准妈妈来进行，但不仅仅是准妈妈个人的事，丈夫也应积极参加，主动配合。那么，丈夫应该如何配合妻子做好胎教呢？丈夫除了对妻子从心理上体贴、精神上抚慰、生活上关心、工作上支持和学习上帮助之外，还应该做好以下配合工作。

树立爱妻子、爱胎儿的“双爱”观点

协助妻子对胎儿进行运动、抚摩、游戏等胎教，既加强了父亲与胎儿的联系，又深化了夫妻感情。也加强了“母→子→父”三者的有机联系。

提供富有营养并适合妻子口味的食物

做到食物多样化，努力保证妻子摄入足量的蛋白质、碳水化合物、维生素、适量的饱和脂肪酸、碘和锌等等。

根据妻子口味，选择以下食物进行合理搭配。如鲜鱼、鲜蛋、鲜牛奶、新鲜蔬菜和水果、猪肝、瘦肉、五谷杂粮、核桃仁、芝麻、黄花菜、南瓜子等等。

搞好家庭清洁卫生，保持室内空气清新

搞好家庭清洁卫生，让房间的方方面面、犄角旮旯没有细菌滋生蔓延的条件。打开窗户放进新鲜空气，使室内空气新鲜、干湿适度、舒适幽静，防止妻子感染疾病。

主动承担家务

丈夫应主动多承担一些日常家务劳动，以减少妻子对家务琐事的操劳，使她在体力上和精神上减少消耗，能够集中精力做好胎教。

不让妻子受精神刺激

丈夫要时刻注意控制自己的情绪，并保持情绪稳定，即使遇到任何不愉快的事情，都不要发脾气，处处避免妻子受到不良的精神刺激。丈夫应经常陪同妻子到户外散散步，观花赏景，听听音乐，保持妻子体内、体外环境平衡，使妻子始终处于轻松愉悦的气氛之中，经常保持愉快而稳定的情绪。不与妻子讲恐怖故事，不同妻子看恐怖、惊险的影视和悲哀的戏剧，不做妻子看不惯的事，不说妻子不愿听的话。当妻子的心情不好时，应帮助她克服不良情绪，并给予耐心的解释、安慰。做到“互尊互爱，愉悦相处，胎教第一，风雨同舟，福禄与共”。

严格节制性生活

怀孕最初3个月和最后两个月禁止性交。在妊娠中期几个月，若不能完全避免性交，也应减少性交次数，同时注意性交前后生殖器官的清洁卫生。由于在怀孕期间性交，很容易造成出血、感染或引起胎儿脑缺氧、影响大脑发育和智力以及引起流产等。因此，在孕期丈夫要控制自己的性欲，尽量少性交，可过非性交的性生活，如抚摸、亲昵、接吻等等。

6 准爸爸如何跟胎儿“搭话”

和胎儿搭话是十分重要的。研究发现：父亲深沉、浑厚的声音，胎儿非常喜欢，听到准爸爸的声音，它会显出舒服、满意的神情，甚至露出微笑。因此，别忘了每天晚上临睡前，都把手放在妻子的腹部，与胎儿搭话：“你今天又长了这么多，我是你爸哟!”观察也发现：父亲抚摩怀孕母亲的腹部，对情绪陷于不稳定状态的母亲来说，是一件令人感到舒畅的事情，母亲情绪会明显好转。这说明妊娠期间母亲的身心状况完全取决于父亲的力量，不是言过其实的。

年轻的父亲在听了上述话之后，是否应该对胎教做一些工作呢？我想你起码应该这样，知道妻子怀孕后，对妻子的态度要温和起来，要陪着妻子外出散步，给她买她喜欢的东西，找她爱吃的东西。这样一来，你的妻子会想到：

"啊，我的丈夫是这样地爱我。"从而感到由衷高兴，而这种高兴心情肯定会积极影响你的宝宝。

你也完全可以把你的手放在妻子的腹部同宝宝谈话，特别是妻子不舒服的时候，因为妻子的不舒服，常常使宝宝不舒服。这时候，你就可以把手放在妻子的腹部，说："振作起来，坚强一些！"

有的年轻的丈夫也想同宝宝谈话，但又觉得难为情，不好意思。没有什么不好意思的，你们可以给宝宝起个名字，这样就较为顺利了。你可以每天一早起床的时候就同他打招呼："你早，小××。"下班回家的时候也可以这样说："小××，爸爸回来了。"宝宝活动激烈，你的妻子受不了时，你还可说："我的宝宝，妈妈不好受，你老实一些吧，小××。"

其实，同宝宝谈话的内容是很丰富的，只要你有耐心，宝宝是乐于同你谈话的。

7 准爸爸在孕中期的任务

在妊娠中期，丈夫有两个重要任务：

一是保证饮食营养，二是做好家庭监护。

二者都关系到胎儿是否能够很好地发育，健康地成长，准妈妈是否能顺利地度过妊娠期。

妊娠中期，胎动出现，胎儿发育迅速，准妈妈的情绪明显好转而且稳定，妊娠反应也消失了，食欲大增，做丈夫的就需要在准妈妈的饮食上下工夫。

首先要注意每日妻子饮食的调养，核算其营养素含量，保证营养均衡；其次，亲自动手为妻子选购、烹调各种可口的佳肴；再次，不要讥讽妻子饭量大，并根据准妈妈的健康状况，适当调整食物结构。

孕中期是胎儿生长发育的重要时期，做好家庭监护十分必要。家庭监护的内容有：

数胎动

丈夫与妻子一道数胎动，既是监护胎儿宫内健康状况的方法之一，又是深化夫妻感情，从而形成家庭生活的“母→子→父”的三角感情关系的开始。

听胎心

若有超声多普勒听诊仪，既可以由丈夫监听胎心，也由可孕妇自己监听胎心。若没有超声多普勒听诊仪，准妈妈很难自己听胎心，于是，听胎心的任务就自然地落到丈夫身上。丈夫应该乐此不疲，引以为自豪。

量宫底

测量宫底高度主要是用来测定和推算胎儿生长发育的情况，这一任务除医生外，理所当然地归为丈夫。准妈妈的宫底过分超过或明显落后于正常水准，应去医院检查。自妊娠20周起，每周测一次。

除了上述的三个重要责任外，丈夫还应和妻子一起进行胎教，对胎儿施以听觉的、触觉的刺激。

8 准爸爸须知

妊娠晚期，做丈夫的义不容辞的责任是——从精神上、体力上支持和关心妻子，并做好以下事情：

◆从生活上多关心妻子，保证妻子的营养和休息，让妻子为分娩积蓄能量。

◆关心和照顾即将面临分娩的妻子。帮助妻子学习有关分娩的知识，了解分娩，并认识到分娩是一个自然的生理过程。

◆注意保护好妻子的安全。当妻子有些烦躁不安的情绪，有些思想压力时，丈夫除了给予宽容、理解外，还要给予安慰、鼓励，以避免其过分担忧。

◆为妻子分娩、为小宝宝的到来做好思想上、物质上、环境上的准备。

◆与妻子共同学习哺育抚养婴儿的知识，检查宝宝出生后用具是否准备齐全，如尚欠齐备，应主动操心购置补充。

◆进行胎教。做好家庭自我监护，以防早产。

9 准爸爸是母子关系的支柱

养儿育女是父母双方的责任，随着宝宝成长，父亲扮演的角色会越来越重要。对妻子而言，丈夫是她最亲近、最可依赖的人，当她有焦虑或不安的情绪，丈夫从旁抚慰、鼓励会使她很快恢复平静。对婴儿而言，母亲是他最大的依靠，母亲也会将美好的感受传递给他。母亲的幸福感应该是未来养育儿女最大的支柱。这种幸福感，可以让母亲快乐地照顾孩子、注意孩子，并和孩子说话。只要能和孩子保持这种亲密关系，不但可以减少育儿期间许多不必要的问题，也可以让孩子有安全感。母亲如果过于疲劳，精神就会显得很差。产后母亲不安定的精神状态，有时会引起育儿神经官能症，使母亲显得疲倦，并有孤独感。因此，如果父亲能给予精神上的完全支持，并在行动上体现出来，这是形成良好“母→子→父”关系的基础。

为了让母亲以平静而喜悦的心情照顾宝宝，不只是父亲，家庭其他成员也有分担这种责任的义务。唯有在幸福气氛中成长的孩子，才能了解自己的价值，才能在今后发展中形成自己独立的人格。

孕育聪明宝宝 从科学胎教开始

科学胎教的基本知识

1 何谓科学胎教

提到胎教，大多数人的直觉反应是“和腹中胎儿说话”，“听轻柔的音乐”或是“保持愉快的心情，多看美好的事物”。然而，科学的胎教并不仅限于此。

科学胎教是集优生、优养、优教于一身的学问。它包括：优生受孕、优境养胎和胎儿教育3个方面。

优生受孕

优生受孕是指父母在最佳年龄段、最佳健康状况、最佳心情、最佳时机怀孕。

生个健康聪明宝宝，除了遗传因素外，优生受孕十分重要。要达到优生受孕，需要夫妻双方的共同努力。受孕之前，夫妻必须保持良好的身体素质，保持健康的心理状态，保持优秀的品质和修养。怀胎之事，妻子是当事人，也是最直接的责任者，妻子自身的状况对胎儿有着直接而且十分重要的影响。然而，妻子怀孕，丈夫绝不能袖手旁观，完全置之度外。丈夫同样对胎儿起着直接和间接的影响，因为后代的优劣在很大程度上取决于精子和卵子的质量。丈夫对妻子的关心和爱护，对妻子的照料和帮助，对妻子的支持和引导，同样会对后代产生相当重要的影响。因此，夫妻的一举一动、一言一行都会作用于胎儿，这是自古就有的胎教思想。

优境养胎

优境养胎是指为胎儿创造一个良好的生活环境，使胎儿受到更好的调养调教。

胎儿的生活环境根据母体分为内环境和外环境。内环境包括母亲的精神状态、思想意识活动、母亲自身营养状况、母亲的内脏器官、内分泌系统及母亲的自身品格和修养等，内环境直接作用于胎儿。外环境是指母体之外的能够对母体产生影响，引起母体内环境发生变化，进而对胎儿产生影响的自然和社会环境。如欣赏大自然的景观，会使准妈妈精神饱满、心旷神怡。大自然景观就是通过为准妈妈营造良好心境，来改变胎儿的内环境，从而使胎儿受益。外界环境，正是通过对准妈妈的眼、耳、口、鼻等感觉器官的刺激以及大脑的思维活动，间接地对胎儿发生作用，使胎儿的生长和发育受到影响。积极的、高尚的、乐观的事物给胎儿有利的影响，消极的、低级的、悲观的事物给胎儿不利的影响。科学研究发现，人的情绪变化，可以引起血浆中的某些化学物质变化，如紧张时，可引起血浆中肾上腺素增加，从而导致血压升高，因此，准妈妈与胎儿之间虽无直接的神经联系，但可以通过血浆中的化学物质变化来进行沟通。胎儿通过母体中化学物质的变化来感知母亲的情感意图。母亲的情绪会直接影响胎儿神经系统的发育和性格的形成，这正是强调优境养胎的重要原因。

胎儿教育

胎教的本意就是有意识地对胎儿进行教育。胎儿教育分为直接教育和间接教育。

直接教育的要点是增加对胎儿智力、情感方面的良性刺激，是直接针对胎儿的教育。通常用音乐、语言等直接刺激胎儿，促使胎儿在音乐、语言及身心各方面得到更好的发展。如在胎儿听力发育的关键时期，通过经常给胎儿听优美的音乐，来提高胎儿的音乐反应能力、接受能力和辨别能力；在胎儿有语言感受能力的时候，给他读优美的散文、诗歌等情调性美文，来提高胎儿的语言感受能力。

间接教育的要点是为胎儿创造全面、和谐、愉悦的良好内部和外部生存环境，是直接针对母亲、胎儿及其他亲人的教育。通过改善胎儿生长的内部环境和外部环境，来促使胎儿更好地成长。如关注每日胎儿营养的全面性，母亲尽可能不偏食，并适当补充容易不足的营养成分；母亲关注自己的情绪调理，尽量保持开朗乐观的心情，不自寻烦恼，不与人吵架；母亲自己适当阅读一些优美的散文诗歌，以此自娱并使自己处于欣赏美的情绪状态；家人尽可能创造快乐宁静的家庭氛围，使母亲心情恬静、愉快，母亲尽可能注意天气冷暖，保证自己气血调和等等。

其实无论是直接教育，还是间接教育，最终效果只有一个，就是为胎儿的成长创造更好的内部、外部条件，使胎儿接受更多的良性刺激，从整体上提高胎儿的身体和智力素质。

2 胎儿能接受教育吗

对于这个问题，自古以来议论纷纷，莫衷一是。有人认为，深居母亲腹内的胎儿既看不见又摸不到，怎么能谈得上接受教育呢？岂不是天方夜谭？其实，胎教并不神秘。

自然胎教

“有喜了！”

这个消息给热切盼望中的父母带来了无限的喜悦和希望，这些希望就是最朴素、最原始的胎教。

“眼睛像你，嘴巴像我，啊，肯定是一个漂亮孩子。”

沉溺在美好愿望中的孕妇兴高采烈、容光焕发，在盼望和等待中度过了280天的孕期生活。

当然，她一定会认为孕育中的胎儿是他们夫妻恩爱的结晶，是生命的延续，是他们最心爱的宝宝。于是，她格外珍惜这次做母亲的机会，以其博大的母爱关注着胎儿的变化，守护着胎儿的成长。

这些都是极好的自然胎教。

相反，当一个未来的母亲不接受怀孕的情感需要，不欢迎即将到来的小生命，不愿意为此付出代价、承担责任，或者是对怀孕持模棱两可的态度时，妊娠期的9个月对她和她的丈夫来说无疑是一场痛苦的折磨。她的妊娠反应将十分强烈，恶心呕吐，疲乏不适，焦躁不安。她将一天不停地指责丈夫，抱怨他造成的苦难，唠叨着自己的不幸。于是，这种心理上和生理上带来的恶性循环，也将作为一种不良的自然胎教传递给她的胎儿。

显然，我们需要的是前一种胎教，并且在其自然胎教的基础上加以升华，充实一些科学的胎教内容，使之成为父母能够送给孩子的最珍贵的礼物。

外界刺激胎教

我们已经知道，胎儿在6~7周时，就已经五脏俱全，并会做吞咽、握拳、眯眼、咂嘴、踢腿、翻身等各种动作，第8周就可以用头部及四肢的动作来表示喜欢和不满的情绪了，以后的发展就更加乐观，他不仅能体验出母亲的情绪以及外界的刺激，而且还能用大幅度的活动来表达他自己的情绪。

在日常生活中，当母亲不慎摔了一跤时，胎儿虽然因羊水的缓冲作用得到了保护，但是母亲的担心和疼痛，使母体某些激素大量分泌，胎儿受到这些刺激后极为不满，用拳打脚踢来表示抗议。在母体的情绪和身体恢复正常后，胎儿也随之安静下来。

还有人曾经通过胎儿镜对妊娠3~4个月的胎儿进行观察，发现3个月的胎儿能毫不困难地转动头部、双臂和上半身；4个月的胎儿能皱眉、动眼和蹙额，如果用实验的方法碰其眼皮，胎儿便会眨眼。这说明胎儿已经能够对外界的刺激做出敏感的反应，换句话说就是已经具备了接受教育的条件。

近年来，医学上的诊断技术发展很快，尤其是超声波诊断技术和电子显像技术的快速更新，特别是三维超声波诊断技术，使人们可以很直接地、很具体地观察到孕妇子宫内胎儿的成长、活动状况以及胎儿对外界刺激的反应情况，于是，世界各国有不少专家便开始了更加深入、更加科学的胎教研究。他们通过科学仪器仔细观察胎儿每个月的发育状况、胎儿的活动情况，观察胎儿对外界各种刺激的反应情况，将这些情况与孕妇的生活起居情况以及出生后婴幼儿的性格特征和智力水平进行比较分析，努力从中发现有关联的因素，这使胎教研究获得了十分喜人的成果。

胎教的意义

总结各国最新的胎教研究经验以及中国古代、民间长期积累的胎教经验，我们可以发现，胎教还有其不可忽视的意义。

那些出生普通家庭却有杰出表现的人，其父母往往在不经意间的胎教有其独到的地方，也是可以总结出一些可贵的经验的。这种总结至少对防止准父母因无知、经验不足而造成对胎儿、婴儿身体、智力上的损伤有极其重要的意义。

为什么有的人身体发育各方面不平衡？为什么有的人情绪容易不稳定？为什么有的人智力高、有的人智力低？……许多问题不能完全归于胎教有没有、是否得当，但科学家们已经可以得出结论，这些问题都可以从胎儿父母和家庭的人格、氛围、智力、生活起居方式及对胎儿的关爱等方面找到相应的线索和一定关系。

总之，国内外研究表明，胎儿在生长发育的不同时期，能对外界的不同刺激作出敏感的反应，换句话说就是具备了接受教育的条件。从这个意义上讲，母亲腹中的胎儿能否接受教育，这一问题回答是肯定的。但值得注意的是，我们所说的胎教，只不过是为胎儿的成长创造更好的内部、外部条件，使胎儿接受更多的良性刺激、避免不良刺激的代名词，是从整体上提高胎儿的身体和智力素质。

3 怎样正确对待胎教

常常听到一些父母埋怨："我们当初积极胎教，又是唱歌又是听音乐，忙活了半天也没生出个神童来。"言语之间对胎教颇感失望。读者朋友，对于这个问题，你是怎样看的呢?

我们认为，任何父母都对孩子寄予一定的希望，这是很正常的。问题关键在于上述这些父母对胎教抱有不切实际的奢望。要知道，胎教的真谛在于激发胎儿的内部潜力，有效地改善胎儿的素质，为出生后的发展提供良好的条件。胎教不是独立的，而是受诸多因素的影响和控制，每一个人遗传基因、身体素质、先天条件、自身文化修养的水平、环境因素以及父母对胎教实施的程度不同等，都将导致胎教的不同结果。你不妨仔细看看你的婴儿，他那可爱的小脸，动人的表情，机灵的神态，无处不显示出你和你爱人的长处。实际上，只要你的孩子具有你们夫妻双方的全部优点，并且青出于蓝而胜于蓝，就完全能够说明你们的胎教是成功的，你们的孩子是优秀的，为什么偏偏要求是神童呢? 我们每个人都应从个人和家庭环境的具体情况出发，放弃对胎教的奢望，实事求是、科学地看待胎教。这样，你就绝对不会感到失望，而只会使你和你的家庭洋溢着幸福的满足感，你胎教的产物，那个令人满意的孩子，也将在甜蜜无比的气氛中幸福健康地成长。

还有一些朋友，对胎教操之过急。有的长时间让胎儿做操，有的没完没了地听音乐，还有的一个劲地抚摩胎儿，搅得胎儿烦躁不安。试想，一个学龄前儿童尚不可能这样学习，更别说未出世的胎儿了。我们做什么事都要把握好尺度，“欲速则不达”正是这个道理。过度的胎教不仅不能使胎儿受益，反而是一种摧残，只会影响胎儿的身心健康，其结果适得其反，希望引起大家的注意。

4 胎教理论是怎样形成的

胎教理论最早萌发于古代的人们祈盼得到一个好孩子的美好愿望。随着人类的生存和进化，人类的思维和认识不断得到发展。公元前11世纪，我国西周时期周文王的母亲太妊就已经懂得胎教了。据《史记》记载：“太妊之性，端一诚庄，惟德能行。及其有娠，目不视恶色，耳不听淫声，口不出秽言……文王生而明圣，太妊教之一而识百。君子谓，太妊为能胎教。”这说明当时的人们已经对胎教有了一定的认识。

到了公元前5世纪，希腊著名学者苏格拉底的著作中也出现了关于胎教的记载。19世纪80年代以后，英国生物学家高尔顿，在生物进化论的启发下正式创立了“优生学”。从20世纪50年代起，优生学开始有了较大的进展，在全世界得到了普遍的重视，胎教学说也得到了进一步的充实和应有的重视，逐渐形成了一门完整的理论。

多年来，欧美一些国家纷纷成立了胎教研究机构和指导中心，致力于胎儿智力、体力的全面开发，取得了令人瞩目的成绩。据文献报道，美国一位医生创办了“胎儿大学”，设有语言、音乐、体育等科目。在其学生中，有的新生儿两周就能发出“爸爸”的音节，有的孩子4岁就能掌握两种语言。日本一位学者的研究表明，在100余名接受正确胎教指导和训练的孕妇所生的孩子中，有71%的孩子智力超群。

随着改革开放的深入，我国医学界对胎教的研究和应用也取得了相应的进展。其中最引人注目的，莫过于未满5岁就踏入武汉大学少年科技预备班学习的早慧儿童津津。

我们相信，随着胎教理论的深入和普及，胎教会吸引越来越多的父母，中华民族的整体素质也一定会得到明显提高。

国内外的胎教经验

胎教并不是什么现代词，而是用了2000多年的古老名词。我国古代胎教思想内容丰富，在哲学、历史、教育学和医学等各科古籍里都有论述，特别是中医对胎教的研究最为系统和详细。胎教不仅在古代起重要的指导作用，而且有许多内容，直至今天仍有借鉴意义。现代胎教就是在继承发展古代胎教学说基础上，在现代医学、心理学、教育学理论指导下，利用现代科学技术手段，通过大量科学实验以及推广实践活动中发展起来的，胎教已成为现今世界各国的热门话题，得到迅速推广。

1 古代的胎教学说

中国的胎教起源

早在2000多年前的医书《黄帝内经》中，就有了关于“胎病”的论述。到了汉代，各种书籍中出现了大量有关胎教内容的记载和论述。如东汉王充《论衡》命义篇中，提到“胎教之法”，初步形成了胎教学说。

宋代时，名医陈自明在《妇女大全良方》中就有“胎教论”，对胎教进行了专篇论述。到了明代，李梴的《医学入门·逐月胎脉所主》、方贤的《奇效良方·形质受胎之始论》中，对胎教也都有详细的论述，胎教学说进一步完善起来，成为比较系统和全面的学说，并且对清代产生了较大的影响。清代的陈梦雷等人在编辑《古今图书集成医部全录》时，就把历代关于胎教学说的内容汇集在一起，以“小儿未生胎养门”列为儿科分卷之首，对历代胎教学说做了总结。就连清代末期著名思想家康有为的著作——《大同书》，也有建立通顺教院，以培养聪明后代，提高人口质量的主张。

西方的胎教起源

西方提出胎教理论最早的是古希腊著名哲学科学家亚

里士多德。以后，在西方的部分哲学、史学、医学、军事和教育等文献中才陆续出现了零散的有关胎教的思想。

中国是胎教学说的发源地

查阅古籍中最早有关胎教的记载，可以确认中国提出胎教要比亚里士多德提出的胎教观点早1000多年。因此说最早提出胎教之说的是中国，这一点，国际上是公认的。

古代胎教学的内容

古代胎教学的内容丰富，广泛涉及婚姻、受孕、胎养、教育等多方面内容，概括起来有：

其一，选择配偶。

清代唐桐园曾说过“求嗣之要，在乎男精女血充实而无病”，宋代陈自明的《妇女大全良方》提出“男虽十六而精通，必三十而娶；女虽十四而天癸至，必二十而嫁。皆欲阴阳气血完实，而后交合则交而有孕，孕而育，育而为子，坚状强寿”，清楚地表达了配偶选择，应遵守优生的原则。

其二，择时受孕。

唐桐园说：“天地生物，必有氤氲之时；万物代生，必有天育之候。求子交会……自己情思清和，精神闲裕……”有的书指出身体状况不佳时，不可受孕，“中间病未可，必不得近丈夫”。

其三，优境养胎。

元代医学朱丹溪讲过：“儿之在胎，与母同体，得热则俱热，得寒则俱寒，病则俱病，安则俱安……”优境养胎就是指孕在妊娠期间，为有利于胎儿在母体内的生长发育而对孕妇进行特殊的养护，以保障胎儿的健康，这是古代胎教思想最重要的部分。

优境养胎基本要点包括以下7个方面内容：

◆调和情志。

古人认为，胎借母气以生，呼吸相通，喜怒相应，若有所逆，即致子疾。孕妇的喜、怒、悲、思都会使气血失和，而影响胎儿。所以，古人主张调顺气机，宁静养胎。“宁静得养胎，盖气血调和则胎安……欲生好子者，必先养其气，气得其养，且子性和顺，无乖戾之气”。《增补大生要旨》中说：“除恼怒，凡受胎后切不可打骂人，盖气调则胎安，气逆则胎病。”《傅青主女科》中有“大怒小产”的论述。可见孕妇的情绪对胎儿有直接影响，所以应注意调节情绪，使自己遇事乐观，情志舒畅。

◆饮食营养。

孕妇饮食应营养丰富而易于消化，宜于清淡，不宜膏粱厚味，煎炙辛辣；戒生冷，生冷食物吃多了，会使脾胃损伤，呕吐、泄泻、痢疾诸症乘虚而入，既损孕妇又伤胎儿。同时孕妇还应注意服药的禁忌。

◆外象内感。

古人很重视外界形景对胎儿的感化影响。隋代中医书《诸病源候论》中，“妊娠三月，名始胎，当此时，血不流行，形象始化，未有定仪，因感而变……欲子美好，宜佩白玉；欲子贤能，宜看诗书，是谓外象而内感也”。钱今阳在《钱氏儿科学》中，提到“欲子女之清秀，居山明水秀之乡，欲子女之聪俊者，常资父学艺书”。在民间有许多类似做法，如妇女怀孕后在室内摆设一些优美的山水画及英俊秀丽的小儿画像等。古希腊时代，也鼓励孕妇凝视美丽的雕刻像，以为这样可使他们未来的孩子姿容秀美。

◆端正言行。

古人很注意孕妇道德、性格修养，要求遵循一定生活准则，避免各种不良刺激。如《史记》记载了周文王母亲太妊“及其有娠,目不视恶色,耳不听淫声,口不出敖言,能以胎教”,所以“文王生而明圣，太妊教之一而识百”。

◆节制房事。

《备急千金要方》指出，“妊娠三月……居必静处，男子勿劳”，“怀孕之后，首忌交合，盖阴气而外泄，则分其养孕之力，而扰其固孕之机，且火动于内，营血不安，神魂不密，形体劳乏，筋脉震惊，动而漏下，半产，难产，生子多疾”。在《妇科集略》中记载，“嗜欲一端，为害最重，三月前犯，能动胎产，三月后犯，使子不寿”。

◆劳逸适量。

妊娠后的起居劳逸要适量，既不可贪图安逸，又不可过于劳累。中医认为，孕妇太逸，则气滞；太劳，则气衰。怀孕五月以前宜稍逸，五月以后宜小劳。

◆慎适寒温。

寒温是指外感风寒六淫之侵。中医认为，风、寒、暑、湿、燥、火六气太过，就成为致病的邪气，六淫就是对这些邪气的总称。怀孕以后，孕妇由于生理上发生特殊变化，很容易受到六淫之侵，感染疾病，甚至危及胎儿。

以上内容为古代胎教学中优境养胎之要点，用今天的眼光来看，其优境养胎的各项措施，均属于现在孕期保健的主要内容。古代胎教要点的实质是属于现代优生学中的临床优生学和环境优生学的部分内容。

2 现代胎教学说及其发展现状

古人对胎教的认识，是我们祖先留下的一笔宝贵遗产。现代胎教是对古代胎教的继承和创新发展的基础上而形成的。继承就是对古代胎教进行深入研究，考察验证，去粗取精，去伪存真，做到古为今用，洋为中用。创新发展就是在古代胎教基础上开辟新的研究领域，探索新课题，最大限度地挖掘人类智力潜力，寻求提高人口素质的方法和途径。

国外胎教科研和实施状况

◆国外重视胎教并在民间广为流传的首先是日本。在日本，从江户时代（1603~1867年）开始，胎教学说和人们的经验相结合，以种种形式在民间一直广为流传下去，直到西洋医学进入日本之后，因没有来得及重新研究“胎教”

的真正意义，一度被解释成“胎教是迷信”而被中止。但到了20世纪70年代，随着日本经济和科学技术的飞跃发展，日本一些医学专家、教育学专家借助于现代技术和和先进仪器设备的帮助，从胎儿医学和教育心理学、超前教育几方面，重新搞清了胎教的科学根据和施教方法。目前日本已成为世界上宣传实施胎教最为积极的国家了。

日本有许多专家学者，都投入到胎教科学研究活动中，特别是产科教授、小儿科教授做了一系列的科学实验，他们利用胎儿镜、超声多普勒、B超等设备从外面直接观察和记录了胎儿对声音、光线和触觉反应。发现4个月以后的正常胎儿，当母亲的手在腹部摸到胎儿的脸，胎儿就会做出皱眉、眯眼等动作；当听到汽车的喇叭声时，会出现频繁的胎动；当光线有节奏地照射腹部，可引起胎儿的闭眼动作等等。这些科学实验与记录，让人们打开了眼界，也表明胎儿存在听觉、视觉和触觉反应。从而，一改过去认为胎儿是无知生命的错误观念，使科学家们进一步产生了设法观测判断胎儿有无学习能力和记忆认知表现的兴趣。

研究也发现，当用录音机录下的母亲的心音和血液流动声，让刚出生的啼哭婴儿听，婴儿听到后，立即会停止哭泣。这种现象说明婴儿记住了在母体内听到的声音，表明声音确实能传到婴儿的耳朵，说明婴儿在母体内有了一定的学习和记忆能力。

由医生和学者组成的母子相互作用研究小组，对出生3

天的婴儿进行分辨母亲声音的实验。实验结果是：出生3天的婴儿能够分辨母亲的声音。

日本的胎教研究，主要分三路进行。

第一路是专门实验和记录受到外界各种刺激（包括声、光和触刺激）后，母腹内胎儿的各种变化和反应，如胎心率和胎动变化以及眨眼和握手反应等，证明了胎儿在母腹内是一个有感知、有反应的生命体。证明了在出生前的胎儿，已经是一个完整的“活人”，可以作为施教对象。

第二路是研究外界的声音传入子宫内的实验，重点研究语音和音乐能否传到胎儿，为对话、呼唤、语言和音乐胎教提供直接可靠的实验根据。

第三路则是推广与开发的实践活动，主要以幼儿开发协会进行推广和开发工作。参加这个协会的不仅有科学家、医学家、教育学家，而且还有遍布日本全国的热心于幼儿开发的各种专业人才。为了实施胎教，指导胎教实践，他们写出一些教科书。如日本的《胎教·母子直接对话》。

他们不仅直接参加在日本国内的一些胎教科学实验，而且奔赴世界各国参观有关胎教的科研和实验，接触那些国家的一些超常儿，观察和测试这些智力超常儿的智力水平。对于促进世界性的胎教研究工作，起到了很大的推动作用。

目前，世界上除了日本之外，还有许多国家的科学家在研究胎教问题。

◆美国佛罗里达大学医学院、芝加哥伊利诺大学医学院和芝加哥LUKE'S医学中心都进行了胎教的科学实验。美国北卡罗里纳大学还进行了胎儿可以学习并有记忆的科学实验。

美国加州大学医学院妇产科专家凡德卡教授设计了一套胎教方法，并创办了一所专门对孕妇进行胎教指导的学校。采用有系统地对胎儿讲话、放音乐，在孕妇腹部的一定部位适当地抚摩、拍打等，促进胎儿的听觉和触觉神经发育。他主张孕妇的丈夫参加胎教活动，这样既可以密切夫妻关系，又可以促使胎儿出生后变得聪明，能较快地认识父母，更易于理解语言和数字。凡德卡教授说，接受过他胎教指导后出生的孩子大多与众不同，有的婴儿刚出生时，就会用手轻轻拍打母亲的脸，有的孩子长到4个月时，就会说简单的句子。

美国的费城一生理研究所对200多名受过胎教的4~7岁儿童调查发现，受胎教的儿童比没有受胎教的儿童智商要高20%~45%。

◆法国巴黎健康卫生科学院做了一个有趣的胎教方面实验，对象是28岁的埃丽斯，从她孕期8个月开始，隔日到健康卫生科学院做一次音乐胎教，一直坚持到分娩。孩子出生第三天时检查孩子对出生前所听音乐有无记忆。我国北京医科大学胚胎学教授试管婴儿专家刘斌还应邀观看了巴黎健康卫生科学院进行的这次实验。实验时，把刚生3天的孩子固定在试验椅子上，两手臂能自由活动，下颌用架托托住，使能吃奶。当播放原先在宫内听惯的音乐时，孩子就咬奶嘴做出有节奏的吮奶动作，双手也随音乐的节奏做出规律的摆动。当停放这种音乐或改放其他音乐时，就不吃奶，双手不再摆动或虽有摆动但不规则了。刘斌教授看到这个实验后，认为胎儿在出生前，可以接受教育，并有一定的记忆，出生后有再认的能力。

◆英国的心理学研究员奥德斯从胎儿能够分辨不同的音乐这个角度做了实验。他把耳机放在数名孕妇的腹壁上，播放高诺德的《浮士德》音乐，同时监听胎儿的心跳。发现有一些胎儿显然觉得这首华尔兹曲悦耳好听，因而心跳随音乐而加快，而另一些胎儿并不如此。如果把耳机放在母亲耳朵上，胎儿就没有上述反应。研究人员的结论是胎儿对某一种音乐会产生喜或恶的感觉。两年之后，胎儿对华尔兹曲有反应的那些母亲报告说，她们的孩子很柔和。

英国《妇产科学杂志》有一篇评论叫《胎儿可以学习吗》，通过列举一些实验，论证胎儿可以听到母亲和体外的声音，胎儿有辨别不同声音的能力，不仅对声音有反应而且对光也有反应。由此认为胎儿是有记忆力的，在宫内是可以“学习”的。

此外，前苏联、澳大利亚、委内瑞拉等国家的专家学者也都做过有关胎教的科学实验。

最早的“胎儿大学”是由法国里昂卫生研究所和美国

生理研究所、休斯敦保健中心等优生优育技术咨询机构创办的，现今世界上许多国家都有“胎教大学”或类似的对孕妇与胎儿的培训场所，如英、德、俄、加、日等。

我国胎教科研与实施状况

我国是胎教的发源地，可是胎教在中国却沉睡了多年。直到20世纪70年代以后，由于国外陆续报道了有关胎教的科学研究情况和胎教儿智力超常的新闻，这些报道不断地传入了中国，引起了人们的充分重视，胎教在中国大地上开始苏醒了。首先有些家庭，按国外介绍的一些胎教法，进行了胎教的尝试，并取得了成果。从20世纪80年代开始，在国内一些报刊上，先后报道了这些家庭进行胎教所取得的惊人成果，在社会上，特别是在医学界和教育界产生了很大影响，促使医学界、教育界以及一些有关科研部门开始广泛重视。此后，胎教在中国有了很大发展，有许多单位先后对胎教进行了一系列的科学实验和研究；有关胎教的论文和著作也陆续问市；许多胎教音乐磁带接踵出现；各种宣传推广胎教的活动在全国各地展开；涌现出一支由专家学者、教师以及广大计划生育工作者组成的人数众多的胎教宣传和推广队伍，使我国胎教宣传和实施工作有了长足的进步和发展。

中国环境音响医学研究协作中心是1987年成立的，是由大专院校的医学、音乐学、心理学等专家教授以及中国科学院声学研究所科研人员参加的多学科协作的科研组织，在胎教科研方面做了大量工作，从人体传声到胎儿对各种声波刺激下的反应等都做了科学实验和研究。

由上可见，现代胎教已在中国大地上迅速发展，已被越来越多的年轻夫妇所接受，胎教将会很快地进入城乡小家庭中去。

科学胎教的好处

现代科学认为：胎儿的素质是可以随胎教而改变的。实验充分证明孕妇血液中化学物质的变化对胎儿的大脑发育有着显著的作用。经过胎教的婴儿比一般婴儿说话、走路均早，并且反应灵敏，记忆力强。

孩子接受胎教和不接受胎教会有很大区别，接受胎教的孩子有如下优点：

睡眠好、少哭闹

经过胎教的孩子身体健康，体内营养充足，很少有不适感，自然睡眠好，较少哭闹。

孩子继承父母双方的优点多

孕期，胎儿多受到父母良好品行的引导，胎儿在形成和发育过程中，获得的都是父母的优秀品行信息，自然受到良好的影响。另外胎儿本身具有巨大的潜能，胎教能开发出胎儿潜在的优良品行。未经胎教的孩子难免会受到不良的影响，从而诱发了胎儿缺点的产生。

成长迅速

经过胎教的孩子明显较未经胎教的孩子精力充足、更活泼，并且长相漂亮、眉宇间透着灵气。这样的孩子说话早、悟性高、懂事快，愿意讲一些大人的话，坐、立、行、走都较一般的孩子早。

乐感强、智商高

经过音乐胎教训练的孩子乐感很强，并且喜欢音乐。音乐是启发智慧的一把钥匙，这是因为音乐优美的韵律，易于激发大脑的潜能，开发智力，提高智商；同时手指的活动也会刺激大脑的发育，开发大脑的功能。日本的著名小提琴手铃木镇一就用音乐训练培育出了大批天才儿。未经过音乐胎教的孩子，很可能表现出“乐盲”和“乐迟”。

品行优良

因胎教能给孩子真、善、美的启发，所以他们从小就能讲文明、懂礼貌，谦虚、谦让，尊重别人，对人有爱心，对事物有热心，具有积极的生活态度。这样的孩子有较强的正义感，心胸也宽广，极少任性。

适应能力和创造能力强

经过胎教的孩子有很强的独立生活能力，自己的事情都是自己完成。而且适应能力强，任何环境他们都能生活得很好。经过胎教的孩子想象力丰富，具有创造精神，对自己和别人以及社会表现出较强责任心和义务感，遇事能通情达理。

意志坚强

经过胎教的孩子能承受挫折和打击，有一种不屈不挠的精神。这样的孩子做事即使失败了，也会总结经验继续干，直到成功为止，他们生性乐观，有一股韧劲，再大的困难也勇于去克服。

由此看来，经过胎教的孩子会有诸多优点，孩子会如你希望的那样去发展。胎教正是父母把内心的全部希望综合归纳后传授给胎儿，胎儿把接受到的信息储存起来，在自己的人生中去逐步实现这些希望。

科学地、有步骤地实施胎教

1 立足于“胎”，重点在“教”

现代胎教理念已经告诉我们，胎教，一方面是“胎”，另一方面是“教”。也就是说，胎教首先要立足于科学地“养胎”，重点是开拓地“教胎”，它是“养胎”与“教胎”相结合的一门科学。要学好并做好“胎教”这门功课，每个孕妇必须首先懂得什么是“养胎”，什么是“教胎”。

那么，什么是“养胎”呢？胎是人及哺乳动物体内的生命幼体，它是精卵结合的产物。一个受精卵从近针尖般大小生长发育为一个身长约50厘米、体重达数千克，具有完整的器官和发达的神经系统的胎儿，必须经过母体对他的孕育。一般来说，科学而有益地孕育胎儿的全过程，就是我们所说的“养胎”。孕妇只有给胎儿以足够的营养、安全生长的内环境和健康生长的外环境，才能孕育出一个健康聪明宝宝，也才能为胎教提供一个必须的前提。因此，“十月怀胎，一朝分娩”这句古语不仅道尽了人们对母亲孕育生产的期盼和礼赞，也道出了母亲在养胎过程中付出的艰辛和努力。

那么，什么又是“教胎”呢？说到教，人们可能马上联想到教育、教养，其实“教胎”的“教”更强调的是孕母对胎儿的感化和影响。因为我们知道，胎儿更多的是通过感觉与外部世界取得联系的，所以，唯有外部对他的感觉刺激才能作用于他的生长发育，进而达到影响他向好的方面成长的目标，也就是实现胎教的目的。

总之，科学的胎教唯有立足于“养胎”，才能达成“胎教”。

2 尊重科学，循序渐进

科学地实施胎教，方法是极其重要的一环，今天我们谈胎教，尽管不能割裂古人对胎教的精粹认识，但是，只有剔除古代胎教术中的非科学成分，吸收现代科学知识，尊重科学，循序渐进地实施胎教，才是我们唯一正确的做法。

那么，怎样才能科学地实施胎教呢？它主要表现在以下几个方面。

从生活起居上讲

孕妇在怀孕期间，生活要有规律，要讲卫生，注重保健，饮食要均衡，戒烟忌酒，行动要安稳舒畅，注重科学的生活方式，常到郊外游玩，欣赏自然风景，保持充足的睡眠。

从生理上讲

孕妇在怀孕期间，要常请医生检查身体及胎儿方位，指导调养，了解孕期的生理变化，注重身体健康，预防疾病，谨慎用药，节制性生活。

从心理讲

孕妇在怀孕期间，心理要平和，情绪要愉快，要尽量避免抑郁、悲伤、烦躁、惊恐和愤怒等不良情绪。

从认识上讲

孕妇在怀孕期间，对胎儿进行胎教时要充满爱心，尊重科学，掌握必要的胎教知识，和丈夫密切配合，循序渐进，避免急躁情绪，努力和胎儿沟通，耐心而满怀爱心地陪伴胎儿成长。

3 父母均参与胎教

从“养胎”到“教胎”仅仅描述了胎教操作的直线过

程，其实，科学的胎教更是一个“立体化”的系统过程。从时间上看，它要求准妈妈、准爸爸从孕前到产后的全程参与；从广度上看，它要求孕妇与丈夫的紧密配合；从程度上看，它要求孕妇及丈夫从生理到心理的自我训练和教育。

可以这么来比喻：如果说胎儿是一粒发芽的种子，那么，母亲就是提供养分的土壤，父亲就是和风细雨的阳光雨露。对胎儿的成长来说，母亲给予了孩子直接的影响，她在胎教中起决定作用，但是，父亲的“雨露阳光”则能使种子发育得更健全，生长得更完善，同样是胎教中不可或缺的一方面。

当然，父亲对胎儿的影响，主要是通过对妻子的影响以及参与胎教而实现的，所以，在妻子怀孕期间，丈夫保持平和愉快的心境，关心、体贴和照顾妻子，节制房事以及积极参与胎教，这才是父亲参与胎教的主要内容和作用。只有父亲积极参与胎教，孕妇才能有平和愉快的情绪，进而对胎儿产生有益的影响，胎儿才能在父母的双向教化下健康地发育成长。孕母是胎教的主角，丈夫无疑是胎教中的第一助手。在整个胎教过程中，丈夫只有与妻子心心相印，夫唱妇随，才能实现成功的胎教。

要达成准父母的通力合作，首先，丈夫要和妻子共同商定受孕的最佳时机，并以最佳状态参与造就新生命的全部过程，奠定胎教的基础；其次，丈夫还要参与制造有益的胎教氛围，创造良好的胎教环境以及调整孕妇的胎教情绪等；最后，也是更为重要的，就是丈夫要在与胎儿对话、给胎儿唱歌、训练胎儿运动等胎教手段的实施过程中，充分发挥其无可比拟、无可替代的作用，用男性特有的低沉、宽厚、粗犷的嗓音来训练胎儿的听觉功能，让胎儿表现出积极的反应。关于最后这一点，我们不得不承认，母亲是无法取代的。

父亲在与胎儿对话的过程中，自己不仅得到了感情的升华，还充分体察到身为人父的责任，这不仅对孕妇的心理是一种极大的安慰和鼓励，也对创造良好的胎教氛围产生积极的作用。因此，我们希望每一个未来的父亲都要充分意识到自己的责任，及时、积极、准确地进入角色，用博大深厚的父爱滋润、培育母腹中那个幼小的新生命，和准妈妈一起期待着小天使的降生。

与此同时，父母在对胎儿实施胎教的过程中，也经历了自我从生理到心理的科学化的启蒙训练和教育，这一方面给父母进行胎教提供了必备的知识，也给父母和胎儿提供了共同成长的机会，它更为父母在胎教过程中密切了与胎儿的情感、提升对胎儿的认识、深化对胎儿的责任拓展了更大的空间。从这个意义上说，只有父母这种自我训练的成功，才能带来胎教的成功，而胎教也才能在这种互动的成功中取得更大的成效。

4 胎教从孕前开始

广义的胎教始于择偶。我们知道，遗传是自然界万物繁衍后代的基本规律，人类也一样。因此，父母双方只有具备良好的基因和素质，孩子才能遗传并继承父母的健康与优良素质，成为优生的孩子。具体到每一对父母，成功的胎教应该始于孕前，也就是始于受孕前至少3个月的准备期。

当然，这是最理想的胎教，然而并不是说，已经怀孕或孕期过半的父母，再实施胎教就没有意义了。我们的看法是，胎教对怀孕期任何一个阶段的孕妇及其丈夫来说都不晚。

假如你是一个正准备怀孕的妇女，那么就跟我们从孕前准备开始，一起去开启胎教课堂的大门吧。

孕前准备包括最佳的受孕时机选择和孕前妇女以及丈夫的身心准备。如果说，受孕时机是良好受孕的外部环境，那么孕前妇女以及丈夫的身心准备就是良好受孕的内部环境，他们共同构成受孕的最佳环境，也是优生胎儿的保证，更是胎教的基础。

5 胎教的步骤

怀孕之前和怀孕之初需注意的事项

- 保持身体健康，防止感染疾病，勿乱服药物。
- 保持情绪稳定，避免焦虑、紧张、失望和颓丧。

◆注意饮食合理搭配，保证营养供给。

◆定期产前检查，预防畸形儿。B超检查并不会产生后遗症，而且很多异常现象，都可通过B超检查发现。

从怀孕到第4个月，妈妈可以做的事（胎教的开始）

◆轻抚肚子4周，轻唱着摇篮曲及童谣。

◆做家务时，可播放轻柔、悦耳的音乐。选择胎教音乐相当重要。

◆可进行子宫对话，向胎儿表达父母的爱意。

◆将美丽的插图、词句或童话故事讲给胎儿听。

怀孕5个月后，进行语言、文字、数字的教育

◆早上起床可对着胎儿说："早安，可爱的宝贝，今天你将会过得很舒服。"另外，琐碎的事物也可以告诉他，例如烹饪的过程等。最重要的是，不要忘了跟他说：爸爸妈妈都很爱你。

◆文字：准备一些字卡，颜色不同，每次以5个为基准，教导胎儿认识。

◆数字：与教导文字的方法相同。

◆外出散步时，不妨将所见所闻，一一叙述给胎儿听。

◆到图书馆或水族馆时，遇到问题立即请教他人，胎教就是把你感到好奇、疑惑的事物的答案告诉胎儿。

科学胎教的方法

科学胎教的方法多种多样，根据教育对象的不同，分为间接胎教和直接胎教。

1 间接胎教的方法

间接胎教是针对母亲、胎儿及其他亲人的教育。通过改善胎儿生长的内部环境和外部环境，促使胎儿更好地成长。

怡情胎教法

怡情胎教法重点是准妈妈在计划怀孕前 6个月和整个孕期都保持良好的心境，以此来影响胎儿素质和促进身心发展的方法。

母亲的情绪对胎儿的生长发育有着极其密切的关系。母亲性情温柔，心境平和，宁静愉快，有助于胎儿身心健康。反之，孕妇悲伤、忧愁、抑郁、大怒、过喜、骤惊等，对胎儿有着损伤性甚至毁灭性的打击。在我国古代，对孕妇提出的要求是“目不视恶色，耳不听淫声，口不出秽言，食不进异味”，以保持良好的心态。现代科学实验也表明，在孕早期（孕7~10周），母亲情绪波动会造成血液中肾上腺皮质激素增多，过量的肾上腺皮质激素可以阻碍胚胎中某些组织在发育过程的联合。如阻碍或破坏胎儿唇、腭部等正常发育，导致生育唇裂、腭裂等畸形胎儿。

因此，为了胎儿的正常发育，除了孕妇要时时注意自己的情绪外，孕妇的亲友也应积极配合，不要增加孕妇的心理负担。当孕妇在生活中遇到什么不顺心的事，就及时安慰、化解不良的情绪，努力为孕妇营造一个温馨、和谐、充满爱心的环境。

美育胎教法

美育胎教法重点是准妈妈通过看、听、体会，将自己对世界上各种各样美的感受，经神经传导，输送给胎儿。

美育胎教也是科学胎教的一个组成部分，它主要包括音乐美育、自然美育、感受美育。

◆音乐美育。

音乐美育是指准妈妈通过听音乐，使自己心情愉悦，产生联想，从而使情绪达到最佳状态，以此来影响胎儿，让胎儿感受到音乐美。

音乐美育主要通过孕妇的心理和生理两种途径来实现。从心理方面讲，音乐能使孕妇心情愉悦，产生联想，从而使情绪达到最佳状态，使母亲血液中某些物质发生变化，并将这一信息传递给腹中的胎儿，使其深受感染。同时，安静舒缓的音乐也可以给胎儿创造一个悠闲的环境，使躁动不安的胎儿安静下来，让他意识到世界是多么和谐美好。从生理方面讲，悦耳的音乐能激起母亲植物神经系统的活动，植物神经系统控制着内分泌腺，使其分泌出许多激素，这些激素经过血液循环进入胎盘，使胎盘的血液成分发生良性变化，有利于胎儿健康的化学成分增多，从而激发胎儿大脑及各系统的功能活动，使胎儿感受到母亲对他的刺激（教育）。

◆自然美育。

自然美育是指准妈妈通过到大自然中去欣赏美丽的景色和吸收新鲜空气，并将自己的感受传递给胎儿，使胎儿受到大自然的陶冶。

自然美育主要是通过准妈妈对大自然美的感受和吸收新鲜空气来实现。

大自然是最美的，在我们生存的这片土地上，不管是神奇辽阔的草原、挺拔峻峭的高山、幽静神秘的峡谷、惊涛拍岸的河海，无不开阔着我们的胸襟，启迪着我们的思维，给我们带来美的享受和精神的升华。同时，母亲经常走入大自然，吸收新鲜空气，也有利于胎儿大脑细胞和神经的发育。有人曾在动物身上做过这样的实验：把怀孕的兔和鼠分别放在空气不畅的箱子里，结果，这两种受试动物所生的幼崽出现无脑畸形的比例非常高，这说明大脑发育需要充足的氧气。

◆感受美育。

感受美育是指准妈妈通过自己优雅的气质、饱满的情绪和文明的举止，展现自己的审美观，并将这种审美观传递给胎儿，使胎儿在母体内也得到美的熏陶。

感受美育主要是通过准妈妈自己的行为、举止来实现。因此，专家经常告诫妇女在怀孕期间，不仅要保持精神焕发，穿着整洁，举止得体，还要适当丰富自己的精神生活。例如，多听音乐、看书、旅游、欣赏美术作品等，通过感受这些美好的行为来增加孕妇的情趣，丰富美的内涵，陶冶人的情操。

联想胎教法

联想胎教法主要是指孕妇通过对美好事物和意境的联想，使自身处于一种美好的意境中，再把这种美好的情绪和体验传递给胎儿。例如，孕妇可以想象漂亮娃娃的画像，想象名画、美景、乐曲、诗篇等所有美好的东西。

由于胎儿意识的存在，孕妇自身的言语、感情、行为以及联想内容均能影响胎儿，这种影响一直会持续到出生后，因此孕妇联想内容的优劣十分重要。

在巴黎的某医院，有一位叫托马蒂斯的语言心理学教授接待了一位名叫奥迪尔的4岁患儿，奥迪尔患有孤独症，不爱讲话，无论父母怎样启发都无济于事，只好送到医院求助于教授。开始教授用法语和患儿交谈，她毫无反应，经过一段时间的治疗和观察，偶然中教授发现了一个奇怪的现象，每当有人同这位小患儿讲英语时，奥迪尔就表示出既爱听又喜欢开口和别人交谈的兴趣，每当这时病就自然而然地好了。教授发现了这一现象后，找来了她的父母，了解他们在家里是否经常讲英语，可他们的回答是在家里几乎不讲英语。教授又问他们曾经什么时候讲过英语，这时患儿的母亲突然回忆起自己在怀孕期间曾在一家外国公司工作过，因为那里只允许用英语讲话，所以她在怀孕时一直是讲英语，教授这才恍然大悟地说："胎儿意识的萌芽时期是怀孕后7~8个月，这时胎儿的脑神经已十分发达！"

在日常生活中，少数孕妇由于怀孕后的身体不适而出现对胎儿怨恨的心理以及产生不好的联想感受，这时胎儿在母体内就会意识到母亲的这种不良感受，从而引起精神上的异常反应。在这种情况下发育的胎儿出生后大多数会有情感障碍，出现感觉迟钝、情绪不稳、易患胃肠疾病、体质差等现象。

因此，孕妇必须在妊娠期间排除不良的意识和联想，尽量多想些美好的事物，将善良、温柔的母爱充分体现出来，通过各方面的爱护关心胎儿的成长。

2 直接胎教的方法

直接胎教是针对胎儿的教育。根据胎儿生长发育的特点及规律，选择不同的胎教方法，进行综合训练。通常用音乐、语言、光线、抚摩等直接刺激胎儿，促使胎儿在音乐、语言及身心各方面得到更好的发展。

音乐胎教法

音乐胎教是通过对胎儿不断地施以适当的乐声刺激，促使其神经原的轴突、树突及突触的发育，从而对胎儿的听力、感知、情趣、记忆等进行训练的方法。

胚胎学研究证明，胚胎从第8周开始神经系统初步形成，听觉神经开始发育。当胎儿发育进入5~7个月时听力完全形成，还能分辨出各种声音，并在母体内作出相应的反应。对胎儿听力的训练不仅可以加强胎儿的听力，还能促进胎儿的身心发展。许多心理学家认为，母亲怀孕5个月后经常听一些优美的音乐会提高胎儿对音乐的感受性。

有人曾做过一个实验，给怀孕的妇女听音乐，两分钟后，孕妇的心跳加快，如果在孕妇腹部子宫的位置放音乐给胎儿听，5分钟后发现胎儿也出现心跳加快，而且对音乐的高调和低调都有不同的反应。据澳大利亚的一位产科大夫介绍，他曾请36名孕妇每天按时来医院接受音乐胎教，即欣赏音乐。当这些胎儿降生后，经实验检查发现，他们的神经系统发育良好，体格健壮，智力优良，反应也特别灵敏。10年后追踪观察，有7名儿童获得音乐奖，有两名成为舞蹈演员，其他孩子的成绩均为良好，并且无一人有不良行为。由此可见，让胎儿听音乐，的确是一种增进智力和体力健康的好办法。

音乐在胎教领域里具有不可替代的重要地位，但是，并不是所有的音乐都是有益于胎儿身心健康的。不同类型的音乐，能对人的心理行为产生不同的影响。例如，雄壮的进行曲能使人热血沸腾、精神振奋，奔放的狂想曲能使人情绪高涨、思绪翻滚，优美的小夜曲能使人心旷神怡、平和宁静，激烈的摇滚乐则使人情绪紧张、躁动不安。因此，选择什么样的胎教音乐进行胎教非常重要，如果孕妇多听现代派乐曲（摇滚乐、爵士乐、迪斯科等），会让胎儿出生后性格暴躁、情绪不稳；如果孕妇多听古典乐曲，会让胎儿出生后心境平和、神情愉悦。有人给6个月的胎儿用丝竹乐器演奏欢畅、轻柔的乐曲时，胎儿在腹内有安详、舒适的蠕动，出生后他再听到同类的乐曲时，则表现出手舞足蹈的高兴劲儿。可见，胎儿比较喜欢低缓、委婉的音乐，不愿意接受声音尖、细、高的音乐。

我们所说的胎教音乐分为两种：一种是供母亲欣赏的，这类乐曲的特点是优美、宁静，以E调和C调为主，母亲听后会产生愉快轻松、心境平和的感觉；另一种是供胎儿欣赏的，以C调为主，这类乐曲的特点是轻松、明快、活泼，能较好地刺激胎儿的听觉，激发胎儿的情绪。

当然，每一个孩子先天性格不同，选择胎教音乐时也不能生搬硬套，一切要以有利于胎儿身心发展为原则。对于胎动频繁、个性急躁的宝宝来说，可多选择那些轻柔舒缓的乐曲，如小夜曲，以平和胎儿的性情；对于胎动较弱、个性缓慢的宝宝来说，可多选择那些活泼跳跃的乐曲，如圆舞曲、协奏曲，以刺激胎儿的性格发育。

总之，音乐是人类思想的灵魂，也是诗意化的语言，让胎儿从小就接受音乐的熏陶，能使胎儿爆发出灵魂的潜能。

语言胎教法

语言胎教是建立在胎儿已有记忆的基础上，而不是建立在胎儿说话的基础上。

对于胎儿是否有记忆，国内外不少专家、学者有过许多争议，并对此进行了长期的深入研究。西班牙一所胎儿教育研究中心对“腹中胎儿的大脑功能会被强化吗”这一课题进行了研究，结果证实了胎儿对外界有意识的激励行为的感知体验，将会长期保留在记忆中，这种感知体验对婴儿的智力、能力、个性等均有很大的影响。

有这样一个例子就很能说明胎儿具有记忆力。加拿大汉密尔顿乐团的著名交响乐指挥家鲍里斯·布罗特在回答记者提问中有这样一段描述：“也许听起来有些奇怪，但的确在我出生前音乐就已经是我的一部分了。那是在我年轻的时候，当我发觉自己有异常的天才时，我感到疑惑不解，初次登台就可以不看乐谱指挥，大提琴的旋律不断地浮现在脑海里，而且不翻乐谱就能准确地知道下面的旋律。有一天，当母亲正在演奏大提琴的时候，我向她说了此事，谜被解开了。原来我初次指挥的那支曲子，就是我还在母亲腹内时她经常演奏的那支曲子。”

在生活中，我们许多人都见到过像这样的例子。比如，刚出生的宝宝哭闹不止时，母亲把宝宝的头靠自己的胸部左侧，那么宝宝就会很快安静下来。这是什么原因呢？这是因为宝宝长期在母亲身体中已经听惯了母亲的心跳声，并且已经把这种熟悉的声音记忆下来了，当他来到一个陌生的环境后再也听不到这种熟悉的声音时，他就会惊恐不安，所以，母亲的心跳声能平复他不安的情绪。

英格兰的一名女教师艾伦·罗伊，曾花费了7年的时间在100多位母亲身上进行了“语言胎教法”实验，她要求母亲用胶布将录音机的耳机直接固定在隆起的腹部上，让胎儿听一段英语录音，每次10分钟，每月3~4次。当然，艾伦在实验过程中不仅让胎儿听英语，也经常穿插让胎儿听音乐、儿歌，音量的大小根据母亲腹中胎儿的反应来调节，同时忌听高尖音、嘈杂的音乐与歌曲。艾伦对出生后的100多位的孩子进行了追踪调查，结果发现这些孩子在语言学习上都很顺利，发音也很标准。其中一位母语为法语的孩子在两岁时就能用英语数数，而一位英国小孩刚学说话时，就发出了一个非常难发的音节。

这几个例子都说明，胎儿在母体内已具备了学习语言的能力，只要母亲能不失时机地对胎儿进行耐心、认真的语言训练，那么，就能挖掘出胎儿身上潜在的能力，打下胎儿出生后学说话的基础，使胎儿在出生后听力、记忆力、观察力、思维能力和语言表达能力方面都大大超过未受语言胎教训练的孩子。

呼唤胎教法

呼唤胎教法是根据胎儿具有辨别各种声音并能作出相应反应的能力，父母抓住这一时机经常对胎儿进行的呼唤训练，也可以说是“对话”。

曾有一位母亲从胎儿7个月开始，就经常对宝宝说：“宝宝，我是妈妈，你好。”她一边说，还一边用双手抚摩自己的肚皮，久而久之，每当她呼唤胎儿时，胎儿就会兴奋地蠕动起来。后来，当这个孩子出生后，因不安而哭闹不止时，他的妈妈就再次用这句话来呼唤他。没想到，话刚出口，婴儿就像听懂了一般，突然停止哭闹，并掉头寻找发出声音的方向，后来，竟高兴地笑了。可见，父母熟悉的声音，能消除新生儿由于环境的突然改变而带来的心理紧张与不安，这对于一个刚来到完全陌生的世界的新生儿来说，是多么大的安慰啊！

父母通过声音和动作，与腹中的胎儿进行对话和呼唤训练，是一种积极有益的胎教手段。因为在这样一个呼唤的过程中，胎儿能够通过听觉感受到父母充满爱心的呼唤，同时增进母亲和胎儿之间生理上的沟通和情感上的联系，对胎儿的身心发育具有极大的好处。

对话胎教法

对话胎教法是根据胎儿具有听力，父母隔着肚皮与胎儿说话，对胎儿进行听力、语言、记忆、审美等方面训练的方法。

父母通过语言把胎儿身外的世界描述给他听，诗一样的语言能把大自然最美丽的景色和生活中最动人的场景描绘得有声有色，能激发胎儿的良好情绪，培养他的美感，使他出生后更加充满灵气和智慧。

对话胎教的内容不限，父母可以用问候、聊天、朗读、唱歌、讲故事等种种方式与胎儿沟通。在简单明快的前提下，父母还可以向胎儿重复一些简单的字，如手、脚、水、奶、尿、天、地等。此外，还可以用诱导性的语言向胎儿描述一些事物。对话胎教可以从妊娠3~4个月开始，先给胎儿取一个动听的乳名。在他醒的时候（即胎动的时候）呼唤他，然后使用如“动动”“笑笑”“看看”“尿尿”等词与他交流。胎儿在出生时已懂得大约15个词汇和其中的含意，并能对这些词汇作出反应。6个月开始,可以使用复杂点的问候，比如：“宝贝，我爱你。”“你知道吗？我是你的妈妈。”外出散步时，悄悄地告诉他：“外面的天气真好！阳光明媚。”最后，还可以给他念儿歌，讲小故事。也可以播放儿歌、小故事的音像作品。每天定时进行，每次时间在5分钟以内，不要讲太复杂的句子，最好每次以相同的句子开头和结尾，从而加深胎儿的记忆。

由于男性的声音低沉浑厚，所以胎儿特别喜欢父亲的声音，因此，我们建议父亲要多和胎儿讲话。这样不仅能加强父亲对胎教的参与，还能增进夫妻之爱、父子之情。

光照胎教法

光照胎教法是根据胎儿具有视觉，父母通过光源对胎儿进行刺激，以训练胎儿视觉功能。

胎儿的视觉在怀孕第13周就已经形成了，妊娠4个月时胎儿对光不仅有反应，而且很敏感。

用胎儿镜观察可发现，当胎儿入睡或体位有改变时，胎儿的眼睛也在活动。怀孕后期，如果将光射进子宫内或用强光多次在母亲腹部照射，可发现胎儿眼球活动次数增加，胎儿会安静下来。用B超检查仪还可观察发现，用手电筒一闪一灭地照射孕妇的腹部，胎儿的心率就会出现剧烈变化。一般来说，胎儿在妊娠6个月时才尝试睁开眼睛，这时他能看到的是母体内一片红色的光芒，橘黄的阴影下，母亲体内液体在运动。

光照胎教最好从孕24周开始实施，早期可适度刺激。孕妇每天可定时在胎儿觉醒时用手电筒（弱光）作光源，照在自己腹部胎头的方向，每次5分钟左右。为了让胎儿适应光的变化，结束前可连续关闭、开启手电筒数次，以利胎儿的视觉健康发育。光照胎教时必须注意，光源不能太强，照射时间也不宜过长。

游戏胎教法

游戏胎教法是根据胎儿具有触觉，父母用手拍打、刺激胎儿，与胎儿隔着肚皮做游戏，训练胎儿的肢体和感受能力的训练方法。

随着医学科学的发展，科学家发现胎儿在母体内有很强的感知能力。通过三维超声波检查仪的荧屏，可非常清楚地观察到胎儿在母体内的活动情况：胎儿醒来时，伸了一个懒腰，打了一个哈欠，又调皮地用脚蹬了一下妈妈的肚子……不一会儿，胎儿的手碰到了漂浮在他身旁的脐带，他马上就伸手抓过来玩弄起来，还不时把它送入嘴中。这说明胎儿完全有感知能力，能在父母的训练下进行游戏活动。

游戏胎教法强调的是准父母与胎儿的互动。美国育儿专家凡德卡教授提出了一种“胎儿体操与踢肚游戏”胎教法，就是希望通过母亲与胎儿进行游戏达到胎教的目的。具体方法是，在母亲怀孕5~6个月能感受到胎儿形体的时候，即要对胎儿进行推晃式锻炼，轻轻推动胎儿，使胎儿在母腹中“散步”“踢腿”“荡秋千”。当胎儿踢母亲肚子时，母亲可轻轻拍打被踢的部位，然后等待第2次踢肚。一般在一两分钟后，胎儿会再踢，这时再轻拍几下，接着停下来。在拍打时，母亲可换换部位，胎儿就会向妈妈改变的部位踢。每次进行10分钟左右，每天1~2次，注意拍打的位置不要离胎儿踢的位置太远。这里需要说明的是，怀孕后的最初3个月、临近产期及早期宫缩者不宜进行游戏胎教，训练时手法要更加轻柔。

父母对胎儿进行游戏胎教训练，不仅可以增强胎儿活动的积极性，而且有利于胎儿智力的发育。实践证明，在母腹中接受过游戏训练的胎儿，出生后翻身、抓、握、爬、坐及学站、学走等各种动作的发展都比没有经过训练的胎儿发育得早，有的胎儿的肌肉明显比一般孩子发达，而且手脚灵敏，身体健康。

运动胎教法

运动胎教法是根据胎儿具有运动的能力，对胎儿进行“宫内体操”训练，以促进胎儿四肢运动感的训练方法。

事实上，从妊娠第7周开始，胎儿就可以在母体内蠕动了。当胎儿发育到第16~24周时，活动能力大增，能做出各种各样的动作，如吮手、伸腿、握拳、吞咽、眯眼、转身、翻跟斗等。可见，胎儿自身也需要运动。而且胎儿4个月时胎盘已经很牢固，胎儿能活动的范围很大，加上羊水环绕着胎儿，对外来的作用力有缓冲作用，所以完全可以保护胎儿。因此，不管从胎儿自身的“大运动量”，还是从母体对胎儿运动训练不会直接碰到胎儿这两方面来说，母亲都完全不必担心运动训练会损伤胎儿。

孕6个月后，准父母可以在腹部明显地摸到胎儿的头及肢体，这时可以轻轻地拍打腹部，对胎儿进行运动胎教，手法要轻柔，每次5~10分钟，在拍打胎儿的同时也可用手轻轻推动胎儿，如果胎儿顿足，还可配合音乐胎教和对话胎教对胎儿进行安抚，这样反复锻炼，可以使胎儿建立起有效的条件反射，增强胎儿肢体肌肉的力量。如果胎儿出现烦躁不安，不停地踢腿时，应立即停止刺激，并轻轻抚摩，最好到医院检查，以免发生意外。

爸爸也可以帮助妈妈给胎儿“做操”，一边做一边柔声地和宝宝对话，告诉这是爸爸在抚摩，这样能使爸爸更早地与未见面的孩子建立联系，加深感情。

抚摩胎教法

抚摩胎教法是根据胎儿具有触觉能力，父母通过抚摩的动作与子宫内胎儿沟通，以促进胎儿感觉神经及大脑的发育。

相对视觉而言，胎儿的触觉发育要早一些。怀孕早期，胎儿就能在羊膜内滑动，如果胎儿的手触及嘴，胎儿的头就会歪向一侧，张开口。等到胎儿长大一些，胎儿会把手伸到嘴里去吮吸，还会把脐带往嘴里送，隔着母体触摸胎儿的头部、臀部和身体的其他部位，胎儿还会作出相应的反应。从中我们可以看出，胎儿在未出世之前，就是一个小“运动员”了。科学家用窥镜观察，如果用一根小棒触动胎儿的手心，胎儿的手指会立即紧握起来，再去触他的脚底，他的脚趾会动弹，同时，膝部还会弯曲，甚至还能反射性地张大小嘴。

抚摩胎教法要明确胎儿在宫内的位置。抚摩从胎儿头部开始，然后沿背部到臀部至肢体，轻柔有序。每晚临睡前进行，每次抚摩5~10分钟为宜。通过抚摩训练，能使胎儿感知到父母的存在，以增加肢体的反应能力。亲子抚摩可以带给父母无穷的乐趣。父母在抚摩胎儿时，一边和胎儿轻轻地说说话，一边相互之间谈谈心，交流交流感情，同时亦可数胎动，好似一家三口围坐在一起，充满温馨、亲密的气氛。

抚摩胎教法实施时有些注意事项。首先，抚摩及按压时动作要轻柔，以免用力过度引起意外。其次，有的孕妇在孕中、晚期经常会有一阵阵的腹壁变硬，可能是不规则的子宫收缩，此时千万不可进行抚摩胎教，以免引起早产。最后要提醒的是，如果孕妇有不良产史，如流产、早产、产前出血等，则不宜使用抚摩胎教，可用其他胎教方法替代。

第二篇

孕育聪明宝宝实战演练

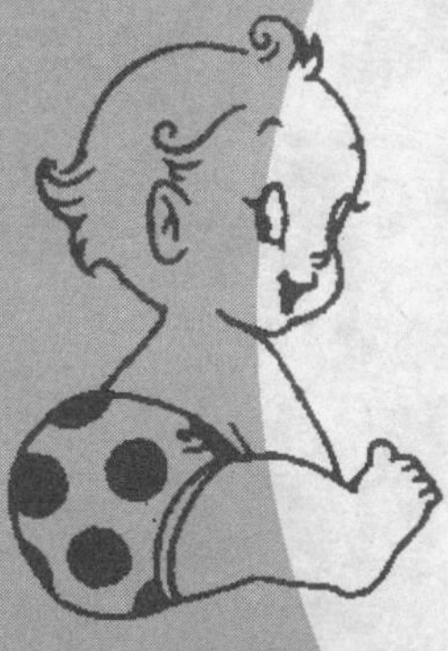

0个月（怀孕前期，也称怀孕前预备期）

1 孕前准备期

这是孕育新生命之前的准备期。女性一生下来，体内卵巢就储存了10万个以上的卵子源，到了成人，约每隔28~30天排卵一次，当卵子碰到精子便会受精而怀孕。妊娠10个月是指从末次月经算起到预产期共经历280天，这是广义的妊娠。狭义妊娠天数实际上是266天，即末次月经中期（第14天）排卵受精后到预产期之间的时间。

2 即将怀孕的你——初期注意事项

怀孕前或刚怀孕的人应该从心底里接受、迎接这个小生命的到来。当你有这种想要宝宝的想法时，便踏出了胎教的第一步。因此，从“想要宝宝”的念头开始，就必须考虑用最好的环境来培育宝宝。环境因素包括孕母自身及其周围的影响因素和胎盘因素，即将怀孕的你应该做好以下准备。

孕前3月开始禁吸烟、饮酒

香烟中含有4000种以上的化学物质，有害的约200种以上，以尼古丁和一氧化碳害处最大，可引起流产、早产，能导致胎儿先天异常、低体重儿、前置胎盘及胎盘早剥的发生率增高，应避免主动和被动吸烟。而酒精容易通过脐带进入胎儿体内对胎儿脑部的发育造成不良的影响，尤其是怀孕初期和中期，这个时期是胎儿脑部形成大脑皮质的时期，受酒精的干扰会使大脑皮质的发育顺序紊乱，特别是有关于思考、判断的部位不能正常发育，会生下智力低下的宝宝，而且未发育的部分还造成视觉上的障碍，酒精这种对胎儿脑部的影响称为“胎儿酒精综合征”。

环境污染、毒物、射线的影响

环境因素影响胚胎、胎儿发育的途径主要是通过母体的呼吸道、消化道及皮肤接触，使有害物质进入母体到达胎儿体内，各种环境因素多是通过环境介质（空气、水、土壤）在日常生活或工作状态下的接触进入人体；在特殊地质条件下如低碘、高氟也影响农作物，经过食物链逐级富积而以高浓度进入人体。不良生活习惯如吸烟、酗酒则直接吸入和摄入有毒物质；母体感染病毒可传给胎儿；职业接触以母亲孕期接触工业化学物质为多见，如噪声、电离辐射等可以影响胎儿的发育；药品可直接摄入或接触（注射）进入母体再作用于胎儿。影响胚胎和胎儿发育的职业有害因素有铅、汞、镉、砷、有机溶剂（汽油、苯、甲苯、二甲苯、甲醇、乙醇）、醚类、酮类、脂类、酰胺类等；电离辐射有天然辐射源和人工辐射源（X线机、加速器、核电站、反应堆、高能加速器、中子源等）可以引起DNA的断裂、解聚，可以直接破坏分子结构（如线粒体、溶酶体、内质网、核膜）从而干扰细胞的功能；还可引起基因突变和染色体畸变，低剂量的辐射对中枢神经系统和视觉组织也有损害。X线能致畸，在受孕1~10天，X线容易对胚胎造成致死，在胚胎期即受孕3~8周是射线对胚胎损伤的最敏感时期，容易发生先天畸形。

身体方面的准备

孕前3个月开始补充叶酸，以预防神经管畸形的产生；同时要求夫妻身体健康，精力充沛，无感染性疾病、糖尿病等急慢性病，精神愉快，营养平衡，生活工作有规律。避免滥用药物。

可能引起胎盘异常的因素

注意生殖保健，孕前多次人工流产、引产可以引起子宫内膜的损伤和感染，怀孕以后会发生胎盘的发育异常以及胎盘分泌功能的异常；取出宫内节育器后应半年后受孕，使子宫内膜完全修复好后再怀孕。

远离宠物

猫狗身上寄生有弓形体原虫，弓形体原虫可以伤害胎儿的神经细胞，使胎儿脑发育不全，产生脑积水、小脑儿等畸形。

第1个月（0~3周）的演练要点

1 胚胎的状况

精子碰到卵子结合后的受精卵，于第7日开始在子宫内着床。着床后以极快的速度进行细胞分化，脑、脊髓等神经系统及血液等循环器官的原型，几乎都已出现。心脏从第2周末开始形成，第3周左右开始搏动，肝脏也开始明显发育。这时大部分妇女还未觉察到自己已经怀孕，但此时却是胎儿各器官分化发育的重要时期。

2 孕母的状况

发现怀孕

月经未如期来潮；基础体温出现“高温象”或出现身体不适，如头晕、发热、下腹微胀、阴道分泌物少、易怒、乳房发胀等。

孕母的心理变化

对准备怀孕者，一旦怀孕，十分高兴而且心情愉快，这对胎教十分有益；反之，对无计划怀孕者，由于准备不充分，一旦怀孕，孕母可能紧张、担心，这既对胎儿不好，也是不好的胎教。由于内外因素的影响，孕妇对食物有明显的“喜欢”与“厌恶”，因此，应注意营养搭配。同时，应认真听取产科医生对妊娠知识的介绍，了解妊娠生理，与已为人母的亲身体验者交流经验和体会，调整心态，保持心情舒畅，做好实施胎教的心理准备。

3 本月的营养

原则

合理调配膳食，努力增加孕妇食欲，保证足够的营养。

孕3个月内营养素并不需要增加，但要求营养丰富、易于消化，多以蛋、奶、禽、豆类等优质蛋白为主，多吃水果蔬菜，补足维生素和微量元素。碳水化合物是人体最重要的能量供给来源，进入体内转化成葡萄糖，是胎儿发育的必须物质，孕早期要保证每天150g~200g米饭或面食，孕晚期要保证每天400g以上。蛋白质是构成胎儿组织器官的物质基础，促进胎儿的发育及以后的体格及智力发育。维生素包括维生素A、D、C、B等是一类复杂的有机化合物，参与机体的重要生理过程，是生命活动不可缺少的物质。

矿物质包括铁、钙、锌、碘等也是参与机体生命活动的主要物质。

孕妇一日所需的营养量

第一类：鱼肉（怀孕前期120g,后期150g）；

鸡蛋（怀孕前后期都为50g）；

豆类（怀孕前后期都为60g）。

第二类：黄绿色蔬菜（菠菜、胡萝卜、韭菜等怀孕前后都为80g，尽可能食用多种种类）。

第三类：乳制品（怀孕前后期都为400g）；

鱼及海带类（每日食用少量）。

第四类：淡色蔬菜（高丽菜、洋葱等，怀孕前后期都为200g）；

水果（甘蔗、苹果等，怀孕前后期都为200g）。

第五类：谷类（米饭怀孕前期250g，怀孕后期280g）；

根茎类（怀孕前后期都为50g）；

砂糖（怀孕前后期都为20g）。

第六类：油脂类（怀孕前期15g，后期20g）。

4 孕期保健

不随意用药

妊娠周数以最后一次月经的第一天算起，而排卵日则在下一次月经前14天左右，所以实际怀孕周数一般应减两周（按月经周期28天计算）。药物对胚胎的影响取决于用药的时间及用药量，受精后两周内对胚胎无影响，两周后服用引起畸形的药物对胚胎的影响是“全”或“无”的，要么引起流产，要么基本没什么影响。药物致畸的发生率约10%。

应注意孕妇的免疫力相对较低

妇女怀孕后免疫力相对较低，应尽量少到公共场所，避免感冒、发烧或感染病毒及其他疾病，以免对胎儿产生不良的影响。若一旦感染疾病，治疗不容忽视，最好到医院接受治疗，在医生指导下谨慎选用药物。

定期产前检查

从发现怀孕起，就应该定期到医院进行产前检查，以了解胎儿的生长发育及孕母身体的变化，以便早期发现并发症和合并症，及时治疗和观察。筛查高危情况，确立重点观察对象（如有无影响胎儿的风疹病毒、弓形体、疱疹病毒等的感染，家族中有无高血压、糖尿病等遗传病及传染病，有无过敏史，有无不能妊娠的急慢性疾病）。

妊娠终止

对不宜继续妊娠者应该尽早治疗性地终止妊娠，以免以后发生难以挽救的母体健康上的损失，甚至危及母儿性命。

本月胎教日记重点

- 准备记事本记录最后一次月经来潮的第一天，推算预产期。

  方法为：末次月经来潮的月数加上9，日数加上7；若月数加上9超过13则用原月数减掉3，如：

  末次月经是1月8日，预产期为10月15日；末次月经是11月8日，预产期为8月15日。
- 记录早孕反应出现的时间、症状，疾病及用药等情况。
- 本次检查的各项结果详细记录，下次产前检查预约的时间。
- 早孕期间应该避免性生活，以免引起流产。
- 适当散步，听舒心的乐曲，自我调整，保持心情舒畅，减轻早孕反应，尽量进食高蛋白营养丰富的食物。
- 避免重体力劳动，脱离不良环境，适当休息。

第2个月（4~7周）的演练要点

1 胚胎的状况

此时还不能叫胎儿，只有长约2~3cm的胎芽；细胞开始逐渐分化形成各种器官；脑和脊髓的神经细胞约有80%于此期形成；眼、耳等器官或胃、肝脏、肾脏也在此时间开始分化；这时心脏已经开始跳动，开始有节律地收缩和舒张。

2 孕母的状况

孕母的身体变化

有性生活的育龄妇女，按平时月经规律，一旦出现月经过期10日以上，应怀疑妊娠。妊娠后体内产生绒毛膜促性腺激素（HCG），35~40天可在母体血、尿中查出HCG，一旦查出此激素即可确定妊娠。约半数的妇女出现头晕、乏力、嗜睡、流涎、食欲不振、喜食酸物或厌油、恶心、晨起呕吐等，称为早孕反应，多于孕12周后消失。有的出现尿频，由增大的子宫前倾压迫膀胱所致；自妊娠8周起，受增多的雌激素及孕激素的影响，乳房逐渐长大，乳房、乳晕着色。

孕母的心理变化

孕母感到喜悦、幸福、自豪，这对胎教有利，但多数孕妇早期具有矛盾的心理，情绪稳定性差。对怀孕既有积极的感情，也有消极的感情，对外部刺激很敏感，心情经常波动，依赖性增强。由于受体内HCG的刺激，母体有些不能适应，从而感到不安，此现象也可视为“个体移植”，即是母体内接受了来自父亲的遗传因子，产生的不同蛋白质，一时难以溶于母体内，从而产生生理上的拒绝。孕妇恶心、呕吐、眩晕等严重时，还会产生种种担忧（担心妊娠失败、流产、畸形，甚至厌恶、烦躁不安）。

自我调节方案

要对“早孕反应”有正确的认识，了解“孕吐”仿佛是宝宝告诉母亲“我在这里！请原谅我给你带来了暂时的不适”的信息，为了宝宝而保持积极愉快的情绪，度过早孕期是每个孕母应该承受的。

克服“孕吐”有各种各样的方法，如积极乐观的态度；多听舒缓愉悦的音乐；多吃自己想吃的食物；换换环境；

找朋友述说、听取别人的经验；分散注意力；保持心理、心态的平衡，避免引起呕吐的气味，少吃多餐，每次进餐不用强求，投其所好变换食物口味及烹调方法，西红柿、黄瓜、酸梅、西瓜等是孕妇喜欢吃的，因为酸性和干性食物能刺激唾液、胃酸的分泌，促进胃肠蠕动，增加食欲，使孕妇即能增加营养又能抑制呕吐；多进食蔬菜、水果，既可开胃又可预防便秘，自己想办法适应和调节，力争愉快地度过此期。

如果呕吐严重，不能进食，应该到医院检查，防止低血糖的产生对胎儿产生不良影响。

3 本月的营养

应进食适量富含蛋白质、脂肪、钙、叶酸及维生素A、B、C、D、E的食物，才能促进胎儿正常的生长、发育，否则易发生流产、畸形、死胎；但应切记此期胎儿所需的必需营养一点点就足够，即使妊娠反应而吃不下足够多的食物，也不用太担心。动物脂肪不宜过多摄入。孕妇可以添加富含DHA的孕妇奶粉（如雀巢孕妇奶粉、安婴妈妈等），可以促进胎儿大脑细胞和视网膜细胞的发育。

4 孕期保健

确定妊娠后应到医院进行必要的检查，包括血型、血色素、梅毒血清学检查、乙型肝炎、丙型肝炎、艾滋病抗原抗体的检测；根据情况检查风疹病毒、巨细胞病毒、弓形体、疱疹病毒抗体等。

一旦发现有轻微的阴道出血或者伴有下腹疼痛应高度重视，多与流产、胎死宫内、宫外孕有关，应立即到医院就诊，及时B型超声检查，排除宫外孕。切记勿乱保胎、乱吃药，此期是胎儿重要器官形成和分化的关键时期，更是致畸的绝对敏感时期，如安眠药可使胎儿的手脚部分及神经元的发展受到阻碍或者中途停止分化；黄体酮可使女胎男性化；风疹病毒感染胎儿的畸形率高达33%~58%，需要服药时一定在医生指导下用药。忌烟、酒，减轻精神压力，否则压力过大可使体内的咖啡因增加，从而阻止胎儿的发育，增加流产的发生率。尽量减少在计算机面前的工作时间，不使用电热毯和移动电话等电子产品，减少化学物品的使用，包括一些化妆品。若出现剧烈呕吐不能进食，可致体内酸碱平衡失调及新陈代谢障碍，这种病理性呕吐也叫妊娠剧吐，可以影响胚胎发育甚至胚胎停育，必须及早治疗，积极支持治疗（充分休息、给予精神上的安慰、少吃多餐、不吃辛辣刺激的食物等），严重者应住院治疗，给予静脉输液，纠正体液电解质平衡失调，补充维生素。

怀孕4~12周，若出现多次阴道流血，伴有腹痛，应到医院检查，此时容易发生流产、死胎、葡萄胎、宫外孕或胚胎停育。造成这些疾病的原因可分为母体原因和胎儿本身原因。发生流产后应检查有无子宫肌瘤、感染、母儿血型不合、子宫畸形等母体方面的原因；胎儿本身所引起的流产大多数是染色体异常所致。因此，大多数流产是对不正常胎儿的淘汰，健康的胎儿一般不会流产，不要盲目保胎治疗。

本月胎教日记重点

- 适当散步缓解精神压力；
- 听听愉悦舒心的乐曲；
- 做做孕妇体操，避免剧烈的运动；
- 不与猫狗类动物密切接触；
- 记录下孕妇最初检查的结果，记下母体早孕反应的起始、症状及异常用药情况；
- 记下胎教过程及胎儿反应，记下父母的感受和下阶段胎教的打算。

5 胎教方法

到第二个月，胎儿的脑已发育至80%，脊髓神经细胞已大部分完成，可以实施最初的胎教了；建议给宝宝先起名，这样可以在以后的胎教中常常呼唤宝宝的名字，加强与宝宝的联系。

抚摩胎教

孕2个月的胎儿已开始有感觉，到6个月皮肤感觉开始发育，母亲对胎儿进行抚摩、拍打等训练能激发胎儿的活动积极性，增强体质，对胎儿智力发育也有利。具体做法：孕母用双手一边轻抚腹部一边呼唤宝宝的名字，跟宝宝说话；父亲也可选择适当和固定的时间抚摩宝宝，或用手轻按妻子的腹部，把压力通过腹壁传到胎儿皮肤激发胎儿活动。值得注意的是孕早期有宫缩和腹痛者禁用此法。

呼唤胎教

孕母每天轻抚腹部对胎儿说话，可以刺激胎儿大脑的发育，因为这个月是胎儿大脑发育的最快时期，也是最重要的阶段，呼唤能够让宝宝建立一个固定的反应，使他与父母之间建立一种独特的亲密联系。

音乐胎教

通过欣赏美好的音乐来调节孕妇的情绪、平衡心态、陶冶情操，产生美好的联想，通过孕妇的神经体液传导给胎儿，把自己美好的感受传递给胎儿，达到胎教的目的。欣赏胎教音乐对孕妇和胎儿都是美的享受，具体方法不限，孕妇随意听，也可边听边唱，欣赏音乐每天1~2次，要有针对性地选择曲子。孕2个月时，常由于早孕反应，孕妇食欲不振，这时推荐听“花好月圆”“欢乐舞曲”等刺激食欲的曲子，这类乐曲旋律欢快流畅，充满温暖与喜庆，孕妇可以把自己融合到热情欢快舒畅的乐曲中，忘我地进入音乐氛围，可以振奋早孕反应带来的消极情绪，赢得好口味。但是切忌过于尖锐刺耳的音乐，胎儿不爱听，对胎儿发育也不利。

第3个月（8~11周）的演练要点

1 胎儿的状况

这时期的胎儿已经非常像人类的宝宝，有了鼻子、眼睑、嘴唇，身长6~9厘米，手脚的指头很明显，开始形成指甲；内脏几乎已经形成，并开始活动，肾脏开始有功能，胎儿会喝羊水，有时也会排尿；至此为止，胎儿所需要的营养仍需通过胎盘摄取，胎盘在孕3个月末也开始形成，胎盘形成后可以降低流产的危险性。早孕反应也开始减轻，这时期可称为“胎儿”而不再是“胎芽”了。胎儿经常会有些活动，伸伸手脚，头部一会儿靠左，一会儿靠右，一会儿转动，全身像虾子一样弯曲、伸缩，有时动作快，有时动作慢，在羊水中步行、活动。

2 孕母的状况

孕母的身体变化

此时早孕反应逐渐减轻，孕母基本已经习惯早孕反应所带来的不适，母亲的身体外形上没有什么太大的变化，大多数人并没有做母亲的实质上的感觉，只有用超声波才能看到胎儿的动作；孕妇子宫逐渐长大，到孕12周左右大多数孕妇耻骨联合上方至下腹部可摸到子宫底。

孕母的心理变化

孕母经历了最初得知怀孕的喜悦和紧张之后，面对各种不适的妊娠反应，难免产生烦躁、忧郁等不良情绪，大多数孕妇都能在短时间内积极调整自己的心态和情绪，渐渐变得开朗起来。但是，有少数孕妇也难免会产生心理和情绪上的另一种极端，由烦躁发展到暴躁、发怒，这种强烈的情绪刺激会引起孕妇非常紧张，这时丈夫应尽量避免让妻子受到这种强烈的不良刺激，多创造缓解孕妇紧张情绪的环境，引导妻子学会自我放松和自我平衡；丈夫对爱发脾气的妻子要学会忍耐，不要给妻子说过多的大道理，要晓之以理，动之以情，用爱和温情疏通解除妻子心中的郁闷和不适。知道了发怒对胎儿的坏处后，每一位母亲都会备加爱护腹中的胎儿而抑制自己的怒火的。

3 本月的营养

应该吃富含铁、维生素B、钙、蛋白质的营养食品，多吃水果蔬菜等高纤维素的食物。

4 孕期保健

妊娠12周以前称为“早期妊娠”，此时应进行全面的体格检查，并建立母婴保健手册，记录早孕反应情况，有无阴道流血、下腹疼痛，有无发热或接触放射线及患病用药(用药时间、药名、药量等)，尽早检查是否患有贫血、高血压、心脏病、结核病、肝炎等疾患，尽早治疗；对不宜继续妊娠者尽早终止妊娠，对可能有遗传病及胎儿畸形的应做产前诊断。妊娠前8周是胎儿各器官发育成形的时期，此时若受到外界因素的干扰，例如：病毒感染、药物、射线、有毒物质等会造成胎儿畸形，应特别注意。对孕9周左右的流产，通常是受精卵发育异常或者其他缺陷造成，这种流产原因在胎儿而非母体，不宜强行保胎治疗。对妊娠时有乙肝病毒携带的孕妇，大多数学者主张一般情况下可以继续妊娠，不必人工流产终止，孕妇应该注意休息，食用高维生素、高能量的食物，保护肝脏，到妊娠第6、7、8月可分别注射乙肝丙种球蛋白一支，降低母婴宫内的垂直传播，一般经过治疗预后是良好的。只有少数病情较严重的孕妇继续妊娠会加重肝脏的负担，使病情恶化，主张先做短期的支持治疗后积极采取人工流产终止妊娠。孕妇早孕反应减轻，食欲开始好转，注意加强营养，养成良好的生活和卫生习惯，自觉地防范有害因素对胎儿的影响，禁止性生活，避免接触有毒物质，慎重用药，避免过重体力劳动，不剧烈运动，劳逸结合，电视机荧屏可产生静电和少量的射线，看电视不宜过久。

本月胎教日记重点

- 记录下母体早孕反应的起始、症状及异常，用药情况。
- 记录下围产保健检查的结果。
- 记录胎教过程和胎儿的反应。
- 记录父母的感想和下阶段对胎教的期望。

5 胎教方法

孕3个月的胎儿中枢神经已经开始分化成熟，有了身体的原始活动和条件反射，这时父母可以加强对胎儿的胎教刺激，使神经系统进一步完善，方法如下。

对话胎教

父母通过动作和声音与腹中的胎儿进行对话是一种十分有效的胎教手段，通过对话，胎儿能够感受到来自父母的呼唤，对促进胎儿的身心发育十分有利。每天定时与胎儿讲话，每次几分钟，对话内容可与实际生活联系在一起，简单轻松为宜，如：早上起床时，母亲可以一边抚摩肚子，一边说："醒醒了，宝宝。"实施对话胎教时，可根据生活场景的变化改变对话内容，最好每次都用相同的句子开始和结束，以加强宝宝的印象，胎儿是用他的大脑来感觉、接受母体的情绪，在胎教时，父母要集中精力，心中只想到腹中的宝宝，这样才能起到良好的效果。

触压抚摩胎教

父母在抚摩胎儿的基础上可给胎儿做触压锻炼，坚持触压可以尽早开启胎儿的触觉，也可以为以后的胎儿运动胎教打下基础。具体做法是：孕妇仰卧床上，头部垫高，全身放松，在腹部尽量松弛的情况下，用一个手指轻轻按下再抬起，从上到下，从左到右，来回抚摩、触压胎儿。开始时，胎儿一般没有反应，但是不要灰心，也不要急于求成，在触压抚摩胎儿的时候，母亲要随时注意胎儿的反应，抚摩一般在傍晚进行，每次5~10分钟，每天1~2次。

音乐胎教

孕3个月时，大多数孕妇还有早孕反应。孕妇情绪的忧郁烦躁和心理的不平衡，会影响胎儿的生长发育（如胎儿口唇畸变，出现腭裂或兔唇，因为胎儿腭部的发育恰在此期，决不是因为吃了兔子引起），而妊娠后期孕妇精神状态的变化如惊吓过度、忧伤、严重的刺激或其他原因引起的精神过度紧张，能使大脑皮层与内脏之间的平衡关系失调，引起循环失调。音乐胎教的目的就是为了恢复孕妇平和、安定、镇静的情绪，使孕妇整个孕期都能保持轻松、愉快的心情，对优生非常重要。孕妇可以多听一些使人镇静的乐曲，这类作品优美细致，音乐柔和平缓，富有诗情画意，可以满足孕妇的感官要求，而且在听音乐的时候，孕妇对不同乐曲在感情和心理上产生的不同刺激和反应可以引起各种不同的联想，如：大海、波浪、潮汐、日出日落、高山、瀑布、小溪、森林、草原等等，这些不同的形象可以对胎儿产生形象化的刺激；此外，要求孕妇在欣赏名曲的时候还要借曲生情，尽量让自己沉浸在乐曲的美妙意境中，遐想悠悠，让自己美妙的情绪感染胎儿，有利于胎儿的生长发育。

第4个月（12~15周）的演练要点

1 胎儿的状况

妊娠第4个月时胎儿的体重可达100~120克，身长可达15厘米，胎儿皮肤更加红润也加厚了，脸上长出细毛，胎儿的胳膊、腿能稍微活动了。内脏的形态发育完成，心脏搏动更加活跃，消化器官、泌尿器官等开始发挥功能，脑部的重要的记忆系统“海马”开始在大脑中形成，大脑将覆盖间脑并产生免疫物质，这时的脑部还是扁平的，没有任何皱纹，但脑部中枢的大脑半球已出现清晰的形状，由于接受腹中的各种刺激得到惊人的发展。脸部已完全调整过，嘴形大致发育完成。胎盘形成了，与母体的联系更加紧密，流产的可能大大降低。胎儿还会有吮吸指头的反射机能，这证明胎儿已具有皮肤的触觉，而这种触觉可变成脑部更加发达的刺激，因为脑部和皮肤分化之前均由外胚层形成。耳朵从孕4个月开始可听见子宫外面的声音，当突然听到高调刺耳的声音时，胎儿会做出迅速的反应，母亲的情感与胎儿运动之间的联系在此时产生，母亲的喜恶表现会影响到胎儿。呼吸器官发达起来，能做开口运动，但肺部组织还未发挥功能。

2 孕母的状况

孕母的身体变化

孕妇早孕反应消失，心情好转，食欲增加，基础体温恢复正常。下腹开始隆起，子宫变大，压迫结肠、直肠引起便秘，骨盆充血，乳房明显变大。孕3个月以后，血容量显著地增加（到妊娠晚期可增加35%~55%），血液中的组成成分增加不明显，因而与血容量的增加不成比例，造成血液稀释现象，称为生理性贫血。孕妇要随时保持乳头清洁，有乳头凹陷及早请教医生及时纠正，为以后哺乳做好准备。注意早孕期间不要过分按摩乳房，以免诱发宫缩引起流产。孕妇肛门周围的静脉充血肿胀，出现排便时肛门疼痛、便血，这就是平常所说的“痔疮”。

孕母的心理变化

孕4个月妊娠反应完全消失，母亲心情好转，大多数孕妇逐渐把心思转移到腹中的胎儿身上，逐渐地会产生各种各样的担心或猜测。担心胎儿是否有缺陷？聪明、健康或是愚笨？像爸爸或是像妈妈？是男或是女？等等，这些担心都会造成孕妇的心理压力，心态好的孕妇会在这些猜测中享受做母亲的甜蜜；容易紧张的孕妇则会在担心过程中增加心理负担，产生消极情绪，给胎儿造成不良影响。

3 本月的营养

此时孕妇已度过了妊娠反应所带来的不适，渐渐有了食欲，为了支持胎儿的生长，必须经过母体摄取大量的营养。而此时胎盘已经形成，人体的一切自然组织也大致完成，为了支撑整个营养系统，母亲要多方摄取营养，质比量更重要。若孕妇有偏食的习惯，则难以保持营养的均衡。多方摄取食物包括富含蛋白质、碳水化合物、脂肪、无机盐、维生素、矿物质、铁质等的食物。胎儿的骨骼和大脑需要补充大量的蛋白质、磷、钙、DHA及一定量的碘、锌和各种维生素，母亲也需要蛋白质来供给子宫、胎盘和乳房的发育。孕妇要抓紧补充营养素和热量，增加蛋白质尤其是优质蛋白的摄入，以满足胎儿及其自身的生长。

营养原则：

◆孕妇食物要多样化。

多吃心、肝、肾等动物内脏，补充蛋白质、糖类、矿物质及无机盐。具体地说，饮食每天要荤素搭配、粗细搭配，多吃豆制品，多吃含热量高的食物和足量的新鲜蔬菜、水果以补充胡萝卜素和维生素，增加肠蠕动，促进排便，防止痔疮和便秘。饮食要清淡点，不要太咸。

◆少吃多餐，积极补钙。

多进食牛奶、豆奶、豆制品、海带、紫菜、虾皮，多散步、多晒太阳。

◆避免偏食或进食过多脂肪、过多糖分的物质。

孕妇不宜过瘦或过胖，过瘦的孕妇营养差，容易造成胎儿过小，先天不足；而营养过度的孕妇所生胎儿过大，易造成难产，孕妇本人也易发生妊娠高血压疾病。最不容易补足的是铁质和矿物质，平常要多吃小鱼、猪肝、菠菜等。妊娠中不宜食用的食物有：含有防腐剂的食物、有害的色素、化学调味剂、不够新鲜的食物、速食品，应尽可能食用天然食物。

4 孕期保健

产科检查

测量宫高、腹围、体重、血压，听胎心音，血常规检查有无贫血，尿液检查有无尿蛋白和尿糖，B型超声波检查，及时发现高危孕妇给予治疗和纠正。注意调整饮食，增加营养，多吃高纤维素食物，保持大便通畅，防止痔疮和便秘的发生；注意口腔牙齿保健，饭后睡前刷牙。

产前诊断

又称宫内诊断，是指在胎儿出生之前应用各种先进的检测手段、影像学、生物化学、细胞遗传学及分子生物学等技术，了解胎儿在宫内的发育状况，观察胎儿有无体表畸形，分析染色体核型有无异常，检测胎儿细胞的生化项目和基因等，对先天性和遗传性疾病作出诊断，为胎儿宫内治疗及选择性流产创造条件。

产前诊断的对象

35岁以上的高龄孕妇；生育过染色体异常儿的孕妇；夫妇一方有染色体平衡易位者；生育过无脑儿、脑积水、脊柱裂、唇裂、腭裂、先天性心脏病的孕妇；性连锁遗传病基因携带者；夫妇一方有先天性代谢疾病；妊娠早期接受较大剂量化学毒剂、辐射和严重病毒感染的孕妇；有遗传性家族史或近亲婚配史的孕妇；原因不明的流产、死产、畸胎和有新生儿死亡史的孕妇；本次妊娠羊水过多、疑有畸胎的孕妇。产前诊断的方法：B超、胎儿镜观察胎儿的体表畸形；利用羊水、绒毛细胞和胎儿血细胞培养检测染色体疾病；利用DNA分子杂交、限制性内切酶等技术检测DNA；利用羊水、羊水细胞等进行蛋白质、酶和代谢产物的检测，检测胎儿神经管缺陷、先天性代谢疾病等。

孕中期的性生活

此期可有适当的性生活，可以增加夫妻之间的感情，但是对身体状况不佳、妊娠剧吐、有流产先兆、胎膜感染、宫颈机能不全、胎位异常者不宜，因为精液中含有前列腺素物质可以引起子宫收缩造成流产。性生活时男方应体贴，避免乳房刺激，注意性交姿势，防止胎儿受压，可采取面对面坐势或者侧卧后侧进行。应节制次数，若次数过多、动作过猛会导致胎膜早破、羊水流失、宫内缺氧，从而导致胎儿窒息死亡。

孕妇体操

产科医生和康复医师专门为孕妇设计的一套安全、有效、有趣的运动体操。体操以有氧、力量、伸展、呼吸及放松为主要内容，它让孕妇通过适当的锻炼，增加肌肉的力量，伸展关节韧带，心情愉悦放松，减轻怀孕引起的各种不适，从而提高整个孕期的健康水平，提升自我形象。单人操、双人操适合孕中期妇女，拉美兹减痛分娩操适合孕晚期妇女。

本月胎教日记重点

- 做胎儿体操。
- 哼唱自己喜欢的歌曲。
- 丈夫可以把报纸卷成筒状，与胎儿轻声说话或者念一些诗文。
- 同时，夫妇都应该多看一些幽默书，活跃家庭气氛，增进夫妻情趣，使孕妇身心愉快，食欲旺盛。
- 多吃蛋白质、植物类脂肪、钙、维生素等。

5 胎教方法

胎儿在4个月时就已基本形成视觉，只是眼睛尚未睁开，同时胎儿的大脑也在进一步地成长发育，此时对宝宝的视力和智力训练就可以开始了。

光照胎教

每天定时用手电筒照射在孕妇的腹部，每次5分钟左右，结束前可反复多次关、开电筒，让胎儿逐渐适应，减少光线对胎儿的不良刺激，光线不能太强。大多数时候也可用各种颜色的彩灯照射孕妇腹部，1~2分钟换一次灯光由近到远，孕妇也可在阳光下散步，让太阳柔和的光直射在腹壁上以刺激胎儿视觉的发育。

音乐胎教

孕妇根据自己的心理状况和情绪、爱好选择能改变自己不良心理及情绪的音乐曲目。选择有优美、舒缓、轻盈的旋律以及柔和情调的曲目，可以将孕妇带进甜美的梦乡、安抚孕妇烦躁的情绪、驱散孕妇郁闷的情绪。选择曲调优美酣畅，起伏跳跃，旋律轻盈幽雅的曲目，可以使人联想到春天，能激发孕妇喜悦和振奋的情绪。选择柔美清丽，抒情明朗的曲目能让孕妇解除疲乏，松弛神经、消除孕妇忧郁的情绪。在胎教过程中，孕妇应该挑选自己喜欢的音乐，乐曲音量适中，与音响保持适度的距离，孕妇半卧位，最好坐在沙发或躺椅上，欣赏音乐时，应随乐曲产生美好的联想，并可将所想的音乐画面和联想告诉宝宝，每日听3次，每次5~10分钟，每次听乐曲不宜太多、太杂。那些音量大、节奏紧张激烈、声音刺耳的音乐，如：交响乐、摇滚乐、迪斯科舞曲等，对孕妇极为不利，可引起胎儿躁动不安，引起神经系统及消化系统的不良反应，并可促使孕妇分泌一些有害物质，危及胎儿。

语言胎教

生活在子宫里的胎儿是个能看、能听、能感觉的小生命，母体对外界事物的感觉都能通过某种途径巧妙地转化为信息刺激直接作用于胎儿，所以，应该抓紧这个时间进行最早的胎教，加强与胎儿之间的交流，对他进行语言的良性刺激，以促进胎儿大脑的进一步发育和强化对语言的感觉。语言胎教包括放磁带给胎儿听、给胎儿讲故事等。放磁带时可选择词汇简单、生动、形象的小故事、儿歌、民谣；讲故事时母亲可随意讲一些小故事，内容简单，轻快和谐，言语温柔，声音缓和，充满爱意，也可朗诵一些轻快活泼的儿歌、散文及顺口溜等，每日进行1~2次，每次10分钟左右。

运动胎教

目的就是要孕母在胎儿自发运动的基础上适当地帮助胎儿进行运动刺激和训练，促进胎儿的身心发展。孕妇仰卧，全身放松，先用手在腹部来回抚摩，然后用手指轻压腹部的不同部位，观察胎儿的反应，开始时动作宜轻，时间宜短，几周后，胎儿逐渐适应就会作出反应，此时可稍加一点运动量。

抚摩及对话胎教

此阶段的对话胎教需要父亲的积极参与，父亲用温柔的手贴在妻子的腹部，细细抚摩腹中的宝宝，同时要对着妻子的腹部向宝宝呼唤、问好，父亲的参与和胎儿的反应，将使以后的胎教更有意义和成效，也充满了情趣。

丈夫的胎教

妻子在妊娠过程中，丈夫应扮演“孕夫”的角色，处处关心妻子，为妊娠母亲创造良好的环境。首先，对怀孕知识要有正确的认识；禁止抽烟；对有妊娠反应的妻子要关心，尽量创造孕母愉悦的环境；帮助妻子做些家务活，帮助准备生产的相关事宜。

本月胎教日记重点

- 记录下母体妊娠反应消失的时间，疾病及用药情况。
- 记录下本次产前检查的各项情况（如体重、血压、宫高、腹围、B超情况、各项化验检查结果等）。
- 记录下第一次感觉胎动的时间。
- 记录下胎教的过程和胎儿的反应。
- 记录下父母的感想及下阶段对胎教的打算。

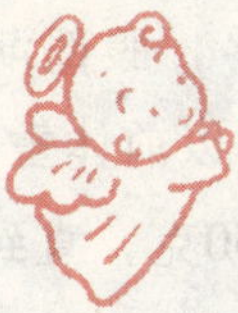

第5个月（16~19周）的演练要点

1 胎儿的状况

胎儿的身长约17~25厘米，重约130~300克，全身长有细毛，出现小小的指甲，皮肤开始呈现出美丽的红色，皮肤触觉较敏感，皮下脂肪开始沉积，体内基本构造已是最后的完成阶段，头像鸡蛋大小，心脏活动活跃，有心跳，可听到强有力的胎心音。神经系统越来越发达，动作越来越活泼。胎儿的头部活动明显，胎儿两手能在脸部前面握，手指触摸到嘴唇可产生开口动作的反射，脚可以踢到子宫壁，频繁地在羊水中改变姿势，孕妇此时就开始有胎动的感觉。胎儿大脑的记忆系统开启，能够记住母亲的声音，母体受到的刺激可直接影响到胎儿的动作。

2 孕母的状况

孕母的身体变化

子宫明显长大，宫底已达肚脐水平，腹部渐渐隆起，孕妇能感觉到胎儿的胎动现象。孕12周以前体重基本上无明显的变化，从13周起平均每周增加350克，直到足月时，孕妇体重增加10~12千克（胎儿约3400克、胎盘650克、羊水800克、子宫970克、乳房405克、血液1450克、组织间液1480克、脂肪沉积3345克）。若一周体重增加超过500克，则需适当控制体重，多采用食物控制，主要控制的是糖类、谷物等碳水化合物的摄入。妊娠中期孕妇阴道分泌物增加，乳房逐渐长大。在孕妇的腹部可听到胎心音。

孕母的心理变化

此期大部分孕妇的腹部都微微隆起，从外观能看出来怀孕了。有些孕妇因而有害羞的心理，外观上的变化造成心理上的紧张、失衡，还有的孕妇还不能从孕早期的低落、忧郁的心理中走出来，仍感到烦闷、打不起精神；这时的孕妇若仍然情绪紧张会造成血压升高，忧郁的情绪将造成孕妇失眠、厌食、植物神经紊乱，导致体内血液中调节情绪和大脑的各种功能的物质含量偏低，直接影响胎儿的正常发育；这时的妻子特别需要丈夫的精神上的安慰和支持。孕妇自己也要主动地调节自己的情绪，找一些自己喜欢的事做，如听音乐、唱歌、看电影、和朋友聊天，把自己的烦闷倾诉出来，分散自己的注意力。

3 本月的营养

本月的营养要求孕妇饮食要全面，不能偏食，否则易造成营养成分不全，导致营养不良。这不仅对孕妇有害，而且直接影响胎儿的生长发育，导致胎儿宫内发育迟缓，尤其是大脑的发育不良，出生后抵抗力差，易患疾病，智力低下。每天饮食中，除必须保证钙1500毫克、A族维生素3000国际单位、C族维生素100毫克、胡萝卜素6毫克等外，还要保证其他营养素的摄入。如鱼、蛋、瘦肉、脂肪、油类、糖、五谷杂粮、豆类、新鲜蔬菜、瓜果等。

4 孕期保健

补充铁预防贫血，多吃含铁的食物，如猪、牛、鸡的肝脏及藻类、绿色蔬菜。记录胎动时间、胎动次数，性生活次数要控制，避免剧烈动作。避免压迫孕妇的腹部，尽量少乘公共汽车，尽量少去公共场所。不穿高跟鞋。

预防孕期疾病

孕期疾病对胚胎和胎儿发育有直接的影响，可影响妊娠的结局。

◆感染性疾病。

病毒性肝炎、梅毒可以影响胎儿，引起流产、早产、死胎及新生儿死亡率增加；巨细胞病毒、风疹病毒感染、单纯疱疹感染、弓形体病毒感染可致胎儿发育异常、先天畸形、智力障碍。某些感染性疾病还会通过胎盘或在分娩时经过产道传染胎儿。

◆发热性疾病。

母亲发热可引起胎心率增快及胎儿发育异常、先天畸形等，国外有报道孕母发热超过38℃，如流感、伤寒、肝炎等，高热持续几天或1~2周将导致胎儿神经管缺陷，动物实验也证明高温是明显的致畸因素，可引起多种畸形。

◆妊娠并发症。

妊娠高血压疾病可使子宫血流量减少，胎盘供血障碍，血中氧含量减低导致胎盘病变从而引起宫内慢性缺氧，常伴有胎儿宫内发育迟缓，易发生早产及低体重，围产儿死亡率增加。

孕期用药的限制

孕期用药对胚胎、胎儿可能产生包括流产、生长发育迟缓、结构异常（畸形）等，某些药物还可通过胎盘对胎儿产生致癌的作用。从动物实验、临床报告及流行病学研究中，可将对胚胎及胎儿发育有影响的药物大致分为三类：

◆肯定的致畸药物，如抗癌药（包括氨基喋呤、氨甲喋呤、6-巯基嘌呤、5-氟尿嘧啶以及环磷酰胺、马利兰、苯丙酸氮芥等），性激素（包括睾酮类、雌激素等）；

◆可能致畸的药物（包括某些抗癫痫药、抗甲状腺药、降糖药、镇静药如氯丙嗪、利眠宁、安定、苯妥英钠等）；

◆可能对胎儿有害的药物（包括某些抗生素，如四环素、氯霉素、链霉素、卡那霉素、利福平、呋喃妥因等）。

孕期用药必须有明确的指征和对疾病治疗有需要，不应滥用药物，有些药物虽然对胎儿有影响，但在治疗危及母体健康或生命的疾病时应考虑给药，用药需在医生指导下进行，严格掌握用药的剂量和持续时间，及时停药，特别注意孕早期能避免或暂时停用的药，可考虑不用或暂时停用。

胚胎发育各器官的敏感期

胚胎或胎儿发育的各个阶段对药物或致畸因子的感受性不同，当药物或致畸因子作用于发育1~2周的胚胎（即末次月经后的3~4周）时可出现两种情况，一种是致畸因子只使少数细胞受害，胚胎的调整潜力就会使这一损伤得以补偿，不出现异常；另一种是致畸因子把胚胎或胎儿的全部或大部分细胞都破坏了，引起胚胎死亡。在胚胎发育的第3~8周是细胞分化的活跃期，对大部分的致畸因子都高度敏感，能产生许多畸形，这个时期称为敏感期，在敏感期胎儿各器官的敏感性也不一样。

8周以后称为胎儿期，此期以胎儿各器官系统的生长发育为主，对致畸因子的敏感性迅速下降，但是，大脑皮层和泌尿系统则继续分化，所以在这阶段仍然有一些结构对致畸因子敏感。

定期产前检查

定期产前检查，了解胎儿的生长发育情况和识别高危孕妇，及时治疗妊娠并发症和合并症。对有子宫颈松弛的孕妇可做小手术，防止习惯性流产的发生；对妊娠皮肤瘙痒症者，可给予外用药如炉甘石洗剂、止痒霜等进行治疗；对骨盆外进行测量，了解骨盆有无异常。

5 胎教方法

本月胎儿体内的基本构造已经完成，并完成了皮肤的触觉和感觉发育，有复杂的运动和感应，故本月胎教的重点是对胎儿运动及听力的训练。

游戏胎教

当宝宝无意中踢到孕母的腹部时，孕母马上在刚被胎儿踢过的地方轻轻拍几下，等胎儿再次踢到时，妈妈再次在胎儿踢过的地方轻轻拍打几下，如此反复，胎儿一踢就拍打，刚开始时胎儿对妈妈的拍打没有反应，会远远地避开；多次训练后胎儿渐渐会感觉到自己和妈妈之间的联系，会做出反应。当建立了联系后，妈妈可以主动在胎儿醒着的时候拍打他，胎儿接受了妈妈的游戏，自然会在妈妈拍过的地方踢上一脚，然后妈妈可以换个地方与胎儿游戏，胎儿也会换个地方反应，久而久之，妈妈和胎儿就做起游戏来了。

音乐胎教

胎儿发育到5个月，已基本具备了听力，可以进行较强烈的音乐刺激，但由于听觉刚建立，对胎儿的听力还是要保护，所以，音乐胎教除了母亲听音乐外，最好以母亲唱歌为宜。做法是：孕母每天都可以哼唱几首歌曲，最好选择抒情歌曲或摇篮曲，富于感情，可以想象胎儿正静静地听着母亲的歌，这种方法可以在母体内产生共振，使母亲与胎儿心音发生共鸣。

抚摩胎教

一般在傍晚或凌晨进行。孕妇仰卧在床上，头部不要垫高，全身尽量放松。双手捧着腹部，从上到下，从左到右，反复轻轻抚摩，然后再用一个手指反复轻压胎儿，随时注意胎儿的反应，如果胎儿对抚摩和刺激感到不舒服就会用力挣扎，这时候应马上停止抚摩；若胎儿受到抚摩后有轻轻的蠕动反应，这时可以继续抚摩，一般持续几分钟后停止。

本月胎教日记重点

- 记录下胎儿的胎动情况、母亲的宫高、腹围及体重、血压。
- 记录下本月产前检查的具体情况，包括异常和用药情况。
- 记录胎教的过程和胎儿的反应。
- 记录下父母的感想及下阶段对胎教的打算。

第6个月（20~23周）的演练要点

1 胎儿的状况

孕6个月，胎儿体内各器官有了惊人的发展，尤其不断快速成长的脑部，此时已经开始出现皱纹，近乎成人的脑部形状，大脑皮层的细胞达150亿，脑的记忆系统越来越发达，不仅能记住母亲的声音，而且还可以感受母亲的气息并记忆在脑中。胎儿身体长到28~34厘米，体重约600克左右，全身的骨架发育完成，骨骼已相当结实，毛发逐渐增多，皮下脂肪少，皮肤薄，皱纹很多，全身有胎脂覆盖。肺部毛细血管增加，骨骼开始造血，开始有肾脏的功能，有排尿表现，胎儿已经有眉毛、睫毛生长，两手仍然放在脸前部，动作活跃，手指有时放进嘴里探索，有吮吸动作和开口动作，像打哈欠，脚不停地移动，胎位可经常变换，常用脚踢，胎儿可以感受到母亲情绪的变化，听觉会反射到中脑，较高度的中枢神经已确定并支配全身；胎儿常常吞咽羊水。

2 孕母的状况

孕母的身体变化

这时的孕妇腹部明显膨胀隆起，子宫底提升至肚脐眼水平，胎动逐日明显，体重也明显增加，常感疲倦及腰、背部酸痛，下半身的静脉受压，易患痔疮和静脉曲张。母亲可感到频繁的胎动。

孕母的心理变化

这个时期孕母的食欲逐渐好转，体重渐渐增加，是孕妇精神上最安定的时期，感觉频繁的胎动，拉近了与胎儿之间的距离；母亲的情绪变化不明显；但对职业女性工作后回到家里还要进行胎教，而且对胎教的期望值又过高，所以往往感到疲惫不堪而影响情绪；这时孕妇要调整好自己的状态，保证充分的休息和睡眠，不要勉强做自己力所不及的事情，对胎教的期望也不能超越现实。千万不要在工作及家务繁重的情况下，进行胎教导致体力不支、精力不济，从而影响食欲，对胎儿产生不良的影响。

3 本月的营养

中期妊娠时，孕妇及胎儿都需要一定数量的维生素、铁和钙。只有摄入营养均衡的食物，才能保证各种营养素的含量。

铁剂的补充

铁的摄取是一定不可缺少的，因为它是一种重要的矿物质，能产生血红蛋白，若血红蛋白跟不上需要就会发生贫血，而血红蛋白可以把氧气送到身体中，再把不需要的二氧化碳溶解在血清中，通过血液循环排到体外；若贫血严重，氧气就不充足，不能及时地进入各器官，孕妇容易感到疲劳，出现头晕、气短、心悸等不适，所以孕妇需摄取少量的铁储存在组织中，胎儿就从储存的铁中吸收铁来满足自己的需要。人体内的铁一般是从食物中来的，平常应多吃含铁多的食物，如动物的肝脏、柿子、深色蔬菜、蛤蜊、萝卜干、鸡蛋等，如果贫血严重光靠食补不够的话，应按照医生的吩咐服用药剂，为了利于吸收而不伤胃，最好饭后吃。

合理补充钙剂

怀孕中最不容易满足的营养素是钙，钙不仅用于制造骨骼和牙齿，也是血液成分中的重要元素，胎儿会夺取母体内的钙质，而每日孕妇的新陈代谢也消耗钙质，所以孕妇为了自己也得补充，怀孕中一定得摄取胎儿和母体本身所需，也就是以往的两倍。

孕期补钙应以易吸收的牛乳、乳制品为中心，也需补充蛋白质和维生素，尽量减少含多磷的食品，适当补充药剂钙，如钙尔奇D、乐力钙、迪巧钙等等。含钙丰富的食品有鱼、油菜、虾米、牛奶、乳酪、乳酸菌饮料、嫩豆腐、葡萄干等。

4 孕期保健

孕妇要补充足够的钙、铁质以利于胎儿的发育；注意口腔卫生，治疗口腔疾病；每天擦洗乳头，有凹陷者要向外牵引矫正；睡眠要充足，每天不少于9小时；性生活要节制，避免压迫孕妇的腹部。

疾病和用药

◆缺铁性贫血：红血球是由蛋白质、铁质所制造，缺一不可，由于妊娠期血容量的增加及胎儿需铁量的增加，孕妇很容易出现贫血，所以孕妇平时应吃含铁丰富的食物，若食补效果不明显时可遵照医嘱服用铁剂，当然，连续服用铁剂对肠胃不好，故应尽量从食物中摄取。

◆外阴、阴道炎：由于胎儿逐渐长大，压迫盆腔使盆腔充血，加上体内激素的改变使阴道分泌物增加，可刺激外阴皮肤，引起皮肤刺痒、糜烂、溃疡等，严重的可引起阴道炎，外阴炎可用1:5000高锰酸钾溶液坐浴，局部涂抗菌素软膏。如果阴道分泌物像豆腐渣样，外阴疼痛奇痒，可能就患了霉菌性阴道炎，该病孕期容易发生，特别是有糖尿病者发生率更高，要抓紧治疗，一定要在胎儿出生前治愈，否则生产时可感染新生儿的口腔（鹅口疮）。孕妇应穿纯棉的内裤，找医生检查及时给予药物（制霉菌素片、栓、霜剂）治疗，治疗期间避免性生活，因为可通过性生活传染，治疗结束后临产前应再用1疗程；滴虫性阴道炎是由阴道毛滴虫引起的一种常见的阴道炎，表现为阴道分泌物增多，呈黄色稀薄泡沫状，外阴瘙痒、疼痛，炎症刺激尿道可出现尿频、尿急、尿痛等，应积极治疗，可用滴维净等阴道栓剂。

◆外阴及下肢静脉曲张：孕末期应尽量避免长时间的站立，下肢绑以弹性绷带，晚上睡觉时应适当垫高下肢以利静脉回流。

◆痔疮：增大的子宫压迫和腹压增高，使痔疮的静脉回流受阻和压力增高导致静脉曲张，应多吃蔬菜，少吃辛辣的食物，必要时服缓泻剂软化大便，纠正便秘，痔疮已脱出可用手回纳。

孕妇的自我监测

◆胎动的监测。

到妊娠6~7个月时胎动比较频繁了，到足月时逐渐减少一些，胎动每小时应3~5次以上，每日早、中、晚各计数胎动1次，每次1小时，共3小时，相加乘以4即为12小时胎动数，应以超过10次属于正常，少于10次表明有胎儿宫内缺氧的可能，应立即去医院。

◆监测胎位。

胎位指胎儿在子宫内的位置，主要检查胎头，孕妇可在医生的指导下进行自我的触摸，摸到硬而圆、有浮球感的则为胎头，胎头位于耻骨联合上方、胎臀位于子宫底处为头位，属正常胎位；如果胎头位于上腹部为臀位；如果在腹部一侧摸到胎头则为横位，后两种为不正常胎位，应在医生的指导下进行矫正。

◆监测胎心。

孕6个月以后可在孕妇的腹部听到胎儿的心跳声，孕妇可用多功能胎教监护仪进行胎心监测，也可用喇叭形听筒监听胎心，孕妇仰卧床上，自己或丈夫可在肚脐周围听取，正常胎心为每分钟120~160次，过快、过慢都异常，应及时去医院检查。

孕妇日常生活保健

怀孕时太注重保养身体，往往造成运动不足，加上有着一切为宝宝的打算而吃得过多，会变得过于肥胖，体重超标容易产生妊娠高血压疾病、糖尿病等，也容易发生难产。

所以孕期适当的运动训练，可以控制体重的过分增加，也可训练生产时所需的肌肉，改变孕妇不适的心理，促进胎儿脑部的发育。常做的运动包括游泳、散步、爬楼梯、适当的外出旅行等等，还可以做孕妇体操。

当然，外出旅行应征得医生的同意，选择适当的行程，注意旅游地的温差，乘车不能太累，时间不能过长，原则是搭乘1~2小时的交通工具最恰当，长时间的震动将会诱发子宫收缩造成流产、早产现象等，故缩短行车时间、避免交通高峰，免得孕妇在摇摇晃晃的车里难受。

本月胎教日记重点

- 帮助胎儿运动，给胎儿讲画册、色彩及动物形象。
- 丈夫应多陪妻子外出散步、做操、听音乐、看电视(不要看刺激性太强、情节太激烈的节目)、会会朋友、看书画展、玩轻松愉快的游戏等。

5 胎教方法

胎儿长到6个月，听觉及大脑进一步完善，加强对胎儿的听觉训练，对开发胎儿智力有好处。

对话胎教

胎儿不仅能听到母亲的说话声，还能感受到母亲胸腔的震动，孕妇说话时温柔的语调、语气能给胎儿良好的刺激，丈夫的低音比较容易传入子宫，对胎儿来说也是良性刺激，所以夫妇两共同参与对话胎教才能起到良好的效果。进行对话胎教时要把胎儿当作一个懂事的孩子，经常和他说话、聊天，可以把家庭中的一些生活细节说给他听，对话的内容不要太复杂，最好在一段时间内反复重复几句话，使胎儿大脑皮层产生深刻的记忆，坚持对话胎教对胎儿的大脑和情感发育具有莫大的好处。

音乐胎教

胎儿发育到孕6个月时，外耳、中耳和内耳的结构基本发育完成，外界突发的声响可以引起胎儿突然动起来，外界的声波尤其是突发的声音会引起胎儿心率加快及动作增强，胎儿在这个阶段的大脑发育过程中特别需要音乐这种良性信号的刺激，可以促进大脑细胞的增长和发育。这阶段的胎教可以让胎儿自己听：将录音机放在距孕妇腹壁2~5厘米处播放音乐，不断地变换方向，将声音通过母亲的腹壁传给胎儿，要循序渐进，5~10分钟为宜，音量适中，母亲精力要集中，音乐要选择轻松明快的乐曲，在进行音乐胎教时，母亲应与胎儿一起进入到音乐世界中，不能心不在焉、胡思乱想或做一些与胎教无关的事。

运动胎教

孕6个月后，孕妇可以在腹部明显地摸到胎儿的头及肢体，这时可以轻轻地拍打腹部，对胎儿进行运动胎教，手法要轻柔，每次5~10分钟，在拍打胎儿的同时也可用手轻轻推动胎儿，如果胎儿顿足，还可配合音乐胎教和对话胎教对胎儿进行安抚，这样反复锻炼，可以使胎儿建立起有效的条件反射，增强胎儿肢体肌肉的力量。如果胎儿出现烦躁不安，并不停地踢腿时，应立即停止刺激，并轻轻抚摩，最好到医院检查以免发生意外。

语言胎教

本月应继续进行语言胎教，仍然可以给胎儿讲故事、听故事，还可放磁带给胎儿听，如英语磁带，让胎儿尽早接受多种语言的训练。

本月胎教日记重点

- 记录本月自我监护的情况及产前检查的各项结果。
- 记录异常情况和用药情况。
- 记录胎教过程及胎儿的反应、父母的感受以及下阶段胎教的打算。

第7个月（24~27周）的演练要点

1 胎儿的状况

孕第7月的胎儿身长约35~38厘米，体重约650~1000克，此时胎儿皮肤的皮下脂肪少，皱纹较多，耳朵、眼睛、皮肤的神经反射出现，大脑的皱纹多，间脑也发挥功能，眼睛能睁开了，开始具有视物的能力，但子宫中一片黑暗，胎儿什么也看不见；肺泡不完全扩充，气管和肺部不发达；胎儿身体活动不大，脸部、手部、脚部的活动较明显。此时，若是男孩，他的睾丸还没下降，而女孩子的小阴唇、阴核已经清楚地突起；胎儿能听到外界的声音，胎儿会在腹中倾听母亲的声音。胎儿还可用脑部感觉外界光线的变化，如果母亲生活昼夜杂乱，胎儿体内的生物钟也会发生紊乱，胎儿出生后情绪会不稳定。

2 孕母的状况

孕母的身体变化

子宫升至脐上2~3厘米的地方，腹部增大，直立时重心移向前方，为了求取平衡常牵动背部肌肉，加重背部骨架的压力，造成腰痛，所以，应避免长时间站立，也不要走太快。腹部及乳房出现妊娠纹，感觉肚子很沉重，子宫增大压迫静脉，使下肢、腹部发生浮肿，外阴部、下肢产生静脉曲张及静脉瘤。因为激素的影响，全身韧带或骨骼的结合部分常感到疼痛，手脚有麻木的现象，体重明显增加，容易贫血。

孕母的心理变化

到妊娠中期，孕妇的身体及情绪都比较好，所以，孕妇把为即将出生的孩子准备东西当成是自己最大的乐趣。但是如果不能很好地调节自己过急的心态，整日里忙个不停，自己得不到良好的休息则对胎儿很不利。孕妇此时应努力调整自己的心态，不要太劳累；注意好好地休息，不能长时间地坐着，以免压迫胎儿，使血液流动不畅，影响胎儿供氧；不要经常去人多的商场，容易被病原菌感染，或者被人碰撞受伤。由于胎儿逐渐长大，孕妇渐渐难以入睡，影响孕妇的睡眠，睡眠不好的孕妇常常感到很焦虑，越焦虑越睡不好，越睡不好越焦虑，孕妇应自我摸索出一种适合自己、能帮助自己入睡的方法，不要过于担心；丈夫应该尽自己的最大努力做更多的事，帮助做些准备工作，减少孕妇的负担，为妻子创建一个舒适的环境，满足妻子迎接孩子的心愿。

3 本月的营养

孕中期胎儿的体重增加得很快，是胎儿生长发育最快的时间，各种营养素的需要也相应增加，膳食质量应好，搭配合理，增加热能和蛋白质、必须脂肪酸、足量无机盐、维生素，以满足胎儿的需要，胎儿体内的 钙、铁等营养物质也都是在这一时期储存起来的。所以，孕妇应该补气、养血，可食用海参、墨鱼等海产品，但孕妇应适当控制主食和脂肪的摄入，不要一次进食过多、过快，使每周体重增加不超过500克，另外，应减少盐的摄入。如果营养跟不上往往会引起贫血、水肿、高血压等并发症。若发生水肿、高血压，应多吃红豆、冬瓜、鱼汤等少盐、利尿食物，同时强调补充钙剂。

4 孕期保健

医院检查

到医院做一次产前检查，了解血压、体重、宫高、腹围、胎位、胎心情况，必要时做B超了解胎儿生长发育情况，检查有无妊娠并发症情况等。

个人注意事项

停止性生活，避免子宫出血、胎膜早破、感染及流产、早产。每天擦洗乳房，乳头平坦、凹陷者要向外牵引，动作要轻。注意口腔卫生，睡觉时尽量采取左侧卧，对母体和胎儿都有好处。不要长时间站立或坐着，晚间睡觉把脚垫高，预防下肢静脉曲张。

疾病及治疗

◆妊娠高血压疾病。

孕20周后出现高血压、水肿、蛋白尿，病理主要表现为全身小动脉的痉挛，可以使胎盘功能降低引起胎儿宫内缺氧而胎死宫内，孕妇可由于血压过高致脑溢血、子痫、抽搐、昏迷，还可有溶血、血小板减少、肝功能、肾功能损害，危及母儿的安全，所以孕期发现血压升高，收缩压达到或超过140毫米汞柱，舒张压达到或超过90毫米汞柱，伴有水肿、蛋白尿，应诊断为妊娠高血压疾病，应住院积极治疗；给予镇静、解痉等治疗，同时加强补钙，因为低钙与妊娠高血压疾病发病有关，加强胎儿监测。

◆妊娠期糖尿病。

怀孕后由于胎盘的形成及胎盘分泌的激素如促绒毛膜生长激素、胎盘生乳素、雌激素、孕激素等对体内的胰岛素产生抵抗，使体内胰岛素水平相对不足，从而母体内血糖过高而致糖尿病，可以引起巨大胎儿的发生以及早产、胎膜早破、感染、分娩时困难发生难产，使手术产增加，胎儿还可有心脏畸形的危险。所以孕期应积极监测、治疗，一般是以饮食控制为主，少吃淀粉类、碳水化合物，多吃高蛋白、高纤维素食物，少吃多餐等，若血糖控制不满意，应该加以胰岛素治疗，争取把血糖控制在接近正常的范围。

◆贫血。

此期常常还有贫血现象，主要是缺铁性贫血，对母婴都不利，应加强营养，多吃一些瘦肉、肝、鸡蛋、动物血、黑木耳、紫菜、海带、豆制品等含铁丰富的食物，对严重贫血的孕妇还应进行药物治疗，主要是补充铁剂，可以口服或者肌肉注射。

本月胎教日记重点

◆帮助胎儿运动。

◆丈夫和孕妇多与宝宝沟通，随时告诉宝宝一些身边有趣的事情。

5 胎教方法

由于胎儿逐渐长大，胎儿的肌肤已能触到子宫壁了，孕妇的腹壁较薄，可将声音传至胎儿，所以胎儿出生前即能听到母亲的声音，也能记住声音的音调、节拍，所以，此期可用胎教传声器来进行胎教了。

胎教传声器的使用

将传声器放于孕妇的下腹部，靠近胎儿头部，母子同步听，每日1~2次，时间不宜过长，一般不超过10分钟，传声器的声调一般在60分贝，以轻松愉快的乐声来激发胎儿对声波的良好反应。给胎儿听音乐时一定要在胎儿清醒的情况下。

运动胎教

孕7个月，胎儿活动能力强，对胎儿运动能力的训练相当重要。胎儿活动是丰富多彩的，有吞吐羊水、眯眼、握拳头、伸展四肢、转身等，孕妇不仅可以通过抚摩、触压等方式和胎儿沟通，交流感情，还可以帮助胎儿做体操运动。在母体内进行过体操训练的胎儿出生后动作的发展要比一般婴儿早，特别是小肌肉的发展更加明显。给胎儿做体操应选择胎儿精神良好的时候进行，一般是早晚进行，每次5~10分钟为宜。

对话和游戏胎教

在本月应继续对胎儿实施对话和游戏胎教，可以给胎儿讲一些较长的句子，或者在给宝宝听音乐时孕母和父亲跟着乐声对胎儿悄悄说话，描述音乐的画面和生活场景，同时可结合运动胎教实施游戏胎教，边运动边游戏，不同的运动方式带给宝宝不同的刺激。

本月胎教日记重点

- 记录下孕母的自我监测情况。
- 记录本月产前检查的情况包括疾病和用药情况。
- 记录下胎教过程和胎儿的反应及父母的感想和下阶段胎教的打算。

第8个月（28~31周）的演练要点

1 胎儿的状况

这个月的胎儿身长已达到36~40厘米，胎儿体重已长到1100~1700克，胎儿的心肺等器官及脑神经系统的发育已接近成熟，产后在良好的医护条件下可以成活。胎儿的颜面已长得相当结实，羊水量不再像以前那样增长迅速；胎儿的呼吸运动不规则；30周以后手脚的肌肉紧张的程度增加，可使肌肉保持结实的收缩状态；听觉在此期间已形成间脑的反射弓，爸爸、妈妈的声音也逐渐传至脑部；胎儿睡眠和觉醒已慢慢地分得很清楚；到第8个月，胎儿已经会打哈欠，有时也会吮吸手指；这时期胎位开始固定，而且90%的胎位是正常胎位（头向下，臀向上）。若30周后胎位还不正常，就应该在医生的指导下纠正胎位，使胎位转为正常。

2 母体的状况

母体的身体变化

此时期母亲的子宫底从肚脐到心窝逐渐长大，下腹部的皮肤出现妊娠纹，有时腰痛、腿痛，小腿经常会出现抽筋现象，很容易出现浮肿、高血压、蛋白尿、糖尿病等。母体负担变重，行动不便，很容易疲倦，平卧时间过久使子宫压迫腹腔静脉，可以出现仰卧位低血压现象（血压下降、胸口发闷、冒冷汗等）。

孕母的心理变化

妊娠到8个月，孕妇负担增加，行动不便，这时进行胎教，有时不一定能收到预期的胎儿的反馈信息，孕妇的心中难免产生怀疑，以至于不再坚持胎教了。这时，丈夫要鼓励妻子坚持下去才好。丈夫也要积极参与到胎教过程中，帮助妻子克服急躁、懈怠的心情，用自信帮助妻子把胎教进行下去。另外，距预产期越近，孕妇对分娩充满期待又心存焦虑，盼望早日和胎儿见面，又恐惧分娩的疼痛和分娩的异常，这时家人应更加关心、体贴孕妇，更应该鼓励和帮助孕妇树立信心，解除不必要的担心，高高兴兴地迎接宝宝的到来。

3 本月的营养

继续增加和补充优质蛋白质，适当地增加蛋、奶、肉、禽类及动物内脏等食物的摄入，还可增加食用一些豆类蛋白质，如豆腐和豆浆等。和孕中期相比，每天增加的蛋白质相当于每天多吃50g肉类。注意补充足够的钙和适量的铁，钙的最佳来源为奶制品。多吃生津清热的水果，如香蕉、西红柿及高纤维素的蔬菜，也可增加肠蠕动有利于排便。应增加植物油的摄入，促进胎儿大脑的发育，丰富的亚油酸可以满足大脑发育的需求，所以可以增加适量的核桃、芝麻、花生等油脂类含量高的食物。由于胎儿长大压迫胃肠道，孕妇常感到胃部不适，此时应少吃多餐，保证摄入足够的营养，不偏食、不挑食、不忌食，食物品种要广泛，各种食物的搭配比例合理，忌暴饮暴食及生冷辛辣。

4 孕期保健

妊娠28周以前是每月做一次定期的产前检查，28周后每月做两次即两周做一次，到了36周应每周做一次检查，因为妊娠后期孕妇生病对胎儿有很大的影响，应提早发现并积极治疗。

胎位不正及纠正

妊娠25~26周大约有50%的胎儿胎位不正（臀位或者横位），这时不用紧张，到30周时大约有90%的胎位是正常的，其余10%的胎位不正者在医生的指导下可以进行胎位纠正，让臀位或横位胎儿转为头位。

纠正的具体方法如下：

◆膝胸卧位法。

孕妇趴在床上，脸朝侧面，手向前伸，双膝要分开，胸部和膝之间保持距离，胸部和膝盖着地，臀部抬高，高于胸部，这样会使子宫腔变形，于是胎儿的臀部可以从盆腔退出来，并朝子宫底部方向移动。反复多次，通过重力的作用使胎头向下转位，坚持做3~4周，有50%胎位不正的胎儿可以转为正常胎位。

每天早、晚各做一次，每次20分钟。

值得注意的是，在做此操时，如果出现胎动频繁、腹痛、阴道流血等现象，应马上停止，并到医院进行检查，以免出现意外。

对B超提示有脐带绕颈、羊水过少、子宫腔异常等状况的，最好不做此胎位纠正。

◆医生矫正法。

若妊娠29~34周子宫无收缩，在超声波的帮助下，医生可以用手在孕妇腹部进行胎位转正。

但医生的手法应轻柔，不能用蛮力硬性转位，否则容易引起早产、胎盘早剥、阴道流血等，没有经验的医生最好不要做此矫正胎位。

疾病的预防、治疗

此期仍然是妊娠高血压发病的多发期，要特别注意预防和治疗。血压的检查特别重要，每次产检都应该测量，注意预防（定期检查身体、注意饮食中适当控制盐分的摄入，高热量、油脂、甜食、米饭、面食不能过多，牛奶、鱼、肉、大豆制品尽可能多摄入；每日睡眠至少8小时，下午至少要睡1小时，尽量向左侧或右侧睡，避免疲劳，下肢抬高，补充钙剂等）。

孕妇体重变化是身体状况的标准，太瘦太胖都无益处，所以孕妇一定要注意自己的体重变化，妊娠后半期体重增加每周不能超过500克。

另外，注意妊娠期糖尿病的发生，有的孕妇怀孕6个月以后发现血糖过高，这样对胎儿的危害较大，主要是可能引起羊水过多、巨大胎儿、畸形儿、新生儿低血糖、低钙血症、流产、早产等，所以必须引起重视，在医生的指导下进行饮食控制，减少碳水化合物的摄入，少吃多餐，定期血糖监测，必要时加用胰岛素进行降血糖的治疗，加强胎儿监测，特别是孕妇自己的胎动计数。

本月胎教日记重点

- 帮助胎儿运动和胎儿一起欣赏音乐，较前几个月胎教时间可以适当延长，胎教内容可以适当增加。
- 孕妇应少吃多餐，以营养高蛋白为主，多吃富含微量元素和维生素的食物。

5 胎教方法

胎儿长到8个月时对母亲和外界的声音有了心跳变化的反应，对光也有了明显的反应，意识开始出现，所以应该继续实施光照、对话、音乐、运动胎教，更重要的是开始进行联想胎教。

联想胎教

通过孕妇的联想产生一种信息传给胎儿，在胎儿身上产生作用，它可以贯穿于所有的胎教方法中，如音乐胎教时，母亲在欣赏音乐时,可以借助乐声对乐曲所描述的画面展开联想，母亲在阅读文字作品、欣赏绘画作品时也可以展开场景的联想和画面意境的联想，通过联想，孕妇把这些意识的信息传输给胎儿，达到对胎儿起影响的作用。联想胎教要求孕妇所听的音乐、所读的作品、欣赏的画面是积极、美妙的，孕妇联想的内容也是健康的，胎儿才能接受到良好的意识信息，才能促进意识的萌芽和心智的开发。

音乐胎教

此时的音乐胎教除了可运用孕妇自己听音乐和用胎教传声器给胎儿听音乐的方法外，还可使用“母教子唱”法，胎儿虽然有听觉,却不可能唱，孕母应尽可能地发挥自己的想象，让腹中的胎儿神奇地张开小嘴跟着音乐的韵律和谐地唱起来。母亲可先练习较简单的乐谱，这样宝宝容易接受，反复唱若干遍，每唱完一遍等待几秒钟，这几秒钟就是胎儿“复唱”的时间。

光照胎教

胎儿的视觉发育较慢，30周以前胎儿还不能凝视光源，到36周胎儿才对光照刺激有应答反应，所以30周后就应该每天对胎儿进行定时的光照胎教，可以促进胎儿的视觉发育。

对话和运动胎教

本月当然继续对胎儿进行对话和运动胎教，由于胎儿到了孕8月，已经有了意识的萌芽，对胎儿的对话胎教最好以讲故事为主，选择生动有趣的故事，可以由妈妈也可以由爸爸对着孕妇的腹壁对宝宝讲；运动胎教可以结合体操、触压等方式，给胎儿综合的运动。

本月胎教日记重点

- 记录下孕母自我监护的情况。
- 记录下本月两次产前检查的具体情况，如宫高、腹围、体重、血压、疾病及用药情况。
- 记录下胎教过程、胎儿的反应和下阶段父母对胎教的打算。

第9个月（32~35周）的演练要点

1 胎儿的状况

此时的胎儿身长约41~46厘米，体重可达到1700~2400克，皮下脂肪已经长出，皮肤也变成红色，面貌基本定型，表情也丰富起来，眼睛时开时闭，眼球可以转动，胎儿头发也长到1~2厘米，手指甲也确实长出来了。

脑已经变得相当发达，对外界的刺激，脸上可以显露出对刺激的喜恶表情来，这是胎儿心智已有明显成长的事实。

孕妇饿了时，位于胎儿脸部附近的手、脚等以及嘴巴的活动十分活跃，不管靠近嘴边的是什么东西，嘴巴都好像想把它吸入，还可看见舔舌头的动作。

中枢神经系统、肺功能日趋完善，胎儿已具备呼吸功能，喝进羊水，尿液排在羊水中，听觉、视觉、味觉、触觉、痛觉等各式各样的感觉都与脑干紧密结合在一起，也是与部分脑皮质联系的开始，出生后便能啼哭及吮吸。有较强的生活能力，但体温调节功能不完善。

2 孕母的状况

母亲的身体变化

此时子宫呈倒立的梨形，子宫底随着胎儿的长大逐渐升高，子宫也逐渐长大，宫底已经上升到心窝压迫到胃了，使上腹胀满，胸部好像被什么东西顶住，影响食欲；压迫心脏和肺可引起心跳加速，气喘；压迫腹腔、盆腔血管会使静脉血液回流受影响，引起外阴部及下肢静脉不同程度的曲张；孕妇的身体变得很难弯曲，浑身没劲，上下楼梯显得格外笨拙，步行变得很慢。

孕母的心理变化

此时孕妇的身体负担很重，行动很不方便，容易疲倦，一些孕妇便会产生焦虑的心理，希望早一点把孩子生下来，卸下负担。若孕母不能很好地调整自己的这种心理，无疑会影响胎儿心智的发育。此时的丈夫应该想办法调整妻子的心理和情绪，陪伴妻子愉快地度过分娩前的最后一段日子，一起把胎教坚持到底，对妻子要体贴入微，每日多陪妻子散步、活动，以利于以后的生产。

3 本月的营养

到了妊娠第9月，子宫底上升至心窝处压迫胃部，无法大量进食，稍微吃点就会感到很饱，然后又容易饿，所以每天不应只吃三餐，点心、夜宵、零食也是饮食的一部分；妊娠末期很容易便秘，应多吃些球根类、海藻类及纤维多的蔬菜，减少盐的摄入，多吃营养丰富的海洋食品，海洋动物富含脂肪、胆固醇、蛋白质、维生素A和维生素D，对胎儿眼睛、皮肤、牙齿和骨骼的发育都有利。

4 孕期保健

注意事项

每天听胎心音2~3次，记录胎动数，早、中、晚各1次；每周测量腹围、宫高、体重各1次；每天要擦洗乳房，清洗牵拉凹陷乳头；睡觉采取左侧卧位为好；注意饮食卫生，预防腹泻，加强营养，少吃多餐，低盐饮食，储备体力；保持心情愉快，预防外伤和感冒发烧；禁止性生活，以免早产、出血、破水和感染；勤换内衣，保持外阴清洁；用药应慎重，在医生指导下用药；到医院做两次产前检查。

妊娠并发症及保健

◆前置胎盘。

正常时胎盘附着于子宫体及子宫底部，如果附着于子宫的下段或者覆盖子宫颈口，位于胎先露的下方叫前置胎盘，可分为完全性前置胎盘和部分性前置胎盘及边缘性前置胎盘，它是引起孕晚期阴道出血的主要原因之一。如不及时处理或处理不当，可以威胁到母婴的生命安全，主要表现为孕晚期无诱因、无痛性、反复发作的阴道流血；此种出血往往发生于不知不觉中，有时半夜醒来发现自己睡在血泊中；发现阴道出血应立即到医院检查，必要时B超检查确定前置胎盘及类型，住院治疗，尽量期待通过治疗延长孕周至36~37周时妊娠终止，当然一次大量出血时因止血困难危及孕母生命，应积极剖宫产终止妊娠以挽救孕母性命；预防措施是积极做好计划生育，避免流产或产后感染，防止流产次数过多。

◆胎盘早剥。

怀孕20周后到胎儿出生前附着在子宫内正常位置的胎盘部分或全部从子宫壁剥离，分为显性早剥和隐性早剥，也是妊娠晚期阴道出血的主要原因之一。表现为突然发作剧烈的腹痛、持续疼痛伴有恶心、呕吐，严重者面色苍白、头晕眼花、烦躁、出冷汗、血压下降，如不及时处理可危及母儿性命，疾病的严重程度与胎盘剥离的面积有关，如果剥离面积小于胎盘的三分之一属于轻型早剥；如果剥离面积超过胎盘的三分之一属于重型早剥，此时应积极终止妊娠（剖宫产）挽救母儿性命。预防此病应定期做产科检查，积极治疗妊高征及心血管疾病，多采取左侧卧位，孕后期避免性生活和腹部外伤。

◆孕晚期的危险信号。

阴道出血（少量出血伴有子宫收缩造成的轻微下腹疼痛和腰酸可能是临产的先兆，如发生在37周以前就是早产的先兆，应赶快到医院接受检查和治疗；如阴道流血较多，且呈活动性，应考虑前置胎盘和胎盘早剥的可能，应立即到医院接受检查和治疗）；下腹疼痛（如下腹疼痛由无规律逐渐变成周期性有规律，且逐渐加强，可能也是子宫收缩所产生，若发生在37周前应视为早产先兆，应到医院检查；若下腹剧烈疼痛并伴有痉挛性子宫收缩，常常是胎盘早剥的症状，疼痛呈持续性，若出冷汗、面色苍白、神志逐渐会有昏迷的倾向，必须立即到医院接受检查和治疗）；阴道流液（孕妇在不知不觉中突然出现流水，阴道有像尿液样的液体流出，较多且不能自控，这就称为胎膜早破。一旦破水，阴道内的细菌就可以上行进入子宫腔，可以造成胎儿及宫腔感染，此时应立即住院防止感染和早产）。

◆了解剖宫指征。

有明确的头盆不相称（胎儿巨大体重超过4000克，孕妇骨盆狭小）。胎儿状况异常，如臀位胎儿、横位胎儿、脐带绕颈、体重3500克以上等）。有妊娠合并症，如重度妊高征、妊娠肝内胆汁淤积症等。有妊娠并发征，如前置胎盘、胎盘早剥等。有产道异常，如巨大子宫肌瘤、宫颈肿瘤等。上述症状及诸如分娩期胎儿宫内窘迫等等，都需要剖宫产以终止妊娠。

本月胎教日记重点

- 在各种胎教进行的同时，孕妇和丈夫应适当了解一些分娩知识，了解分娩的过程及产程中的配合及训练，消除害怕疼痛的心理，保持愉快的心情。
- 养精蓄锐，避免劳累，早晚仰卧，练习用力和松弛方法，为分娩做准备。

5 胎教方法

9个月大的胎儿身心已逐渐成熟，胎儿可以有丰富的表情，说明他的心智已经进入一个新的阶段。进一步训练胎儿心智，是本月胎教的重点，可以较抽象和较立体的美育胎教为主。

美育教育

要求孕妇通过听、看，体会生活中的一切美好的东西，将美的感受传输给胎儿。

听，主要是听音乐，孕妇在欣赏音乐时可选择主题鲜明、意境饱满的作品，如贝多芬的《月光奏鸣曲》、肖邦的《英雄》，等等；这些音乐都有鲜明的主题和特色，能帮助美好的联想，有利于胎儿心智的发育。

看，主要是阅读一些优秀的作品和欣赏优美的图画，孕妇要选择那些立意高、风格雅、个性鲜明的作品阅读，在阅读这些作品时一定要边看、边想、边体会，强化自己对美的感受，这样胎儿才能受益。孕妇在听、看活动中的一切感受和领悟，也就是体会，可以促进胎儿脑细胞和神经的发育。

孕妇在这个阶段要适度地外出走走，到环境优美、空气新鲜的大自然中去欣赏大自然的美，通过饱览美丽的景色才能产生美好的情感。

联想胎教

本月的联想胎教是和美育胎教相结合的，联想胎教可以在孕妇审美的同时扩大并加强孕妇对美的全方位的感受，提高孕妇对美的感受力度和深度，刺激胎儿的意识发展。

音乐胎教

此阶段的胎儿有了意识，音乐胎教时要选取那些注重抒发作曲家内心情感、充满深切情感关怀且旋律流畅、意境深远的作品，如果让胎儿听音乐，不可选择高分贝、强节奏的乐曲。

对话胎教、运动胎教、光照胎教

本月应继续对胎儿进行语言、对话、运动及光照胎教，这时的胎儿比较成熟，全方位的胎教刺激可以促使胎儿全身心的发育，这时，在实施这些胎教时要加强些力度，对话内容应复杂一些，语言胎教应增加适量的外语播放，运动胎教以帮助胎儿做体操的运动训练为主；光照胎教时，孕妇则应直接到大自然中去，让柔和自然的的光照射到孕妇的腹部，给胎儿自然光的刺激。几种胎教可以综合运用，孕妇散步时可以让胎儿一边接受光照胎教，一边可用手推动胎儿在腹中运动，此时孕妇应同时给胎儿描述温暖的阳光、美丽的景色，让胎儿通过视觉、触觉、听觉等感受外面的世界。

本月胎教日记重点

- 记录下孕妇自我监测情况。
- 记录本月两次产前检查的详细情况（包括宫高、体重、腹围、血压、疾病及用药情况）。
- 记录下本月胎教过程、胎儿的反应、父母对胎教的感想以及对下阶段胎教的打算。

第10个月（36~39周）的演练要点

1 胎儿的状况

妊娠第10个月时胎儿的体重平均达到3000克以上，身长约50厘米；这时的胎儿皮下脂肪已相当丰富，骨骼也长得十分结实，肌肉相当发达；胎儿头盖骨变硬，指甲长到超过指尖，头发长到2~3厘米，身上的毫毛几乎不见了，心脏、肝脏、呼吸、消化、循环、泌尿系统已经全部形成，可以在母体外独立生活了。

由于胎儿的头部已在骨盆入口或者已经进入骨盆，胎儿的剧烈运动减少了，胎动也没有往日活跃，此时的胎儿睡眠时候较多，各种成熟的动作是胎儿本身自主性的发挥，并且表现出随时准备好要面对外面的姿态。

吮吸运动、呼吸运动等几乎是每个出生婴儿相同的动作。此时为了胎儿的健康，母体应通过胎盘把免疫物质传递给胎儿。

2 孕母的状况

孕母的身体变化

由于胎头进入盆腔，子宫也相应地随着下降，于是对心窝及胃的压迫跟着减轻，孕母便可以轻松、愉快地进食了；此时身体变得非常笨重，即使轻微活动也会显得相当困难，喉咙很容易干渴，动作显得十分吃力，体重的增加十分迅速，下肢、手和腰部也很容易浮肿；在生产前的7~14天，孕妇会感觉胎儿似乎在急速下降，出现尿频、腰部酸软、肚子发胀、阴道分泌物中带有血丝、胎动变少等状况；此时期也是产道软化和子宫颈管缩短的时期，若是初产，此时的感觉好像开始真正发生子宫收缩；若是经产，则子宫颈管缩短的同时出现子宫口的开大倾向。

这时期，孕妇必须每周到医院检查，加强胎动记数等自我监测。

由于初产的孕妇往往在分娩发作的前4~5天出现临产的先兆（不规律下腹沉重感，且夜间出现，白天消失；阴道出现血性分泌物等），便会觉得自己快要分娩了，往往提前住院等待生产，这样容易造成不必要的紧张和焦虑。

孕母的心理变化

随着生产的一天天临近，孕母的身心负担日益加重，在期待孩子出生的同时，也越来越害怕分娩的疼痛。是选择顺产还是剖宫产、孩子出生时会不会有异常、有没有先天畸形、以后奶水是否充足以及如何养育孩子等，都是孕妇时常担心的问题。这种心理负担应及时疏导，否则将产生心理障碍，或是忧郁的情绪，孕妇常常会为一点小事不称心而感到委屈，烦躁焦虑，睡眠不好。这样将妨碍生产，所以预防忧郁的心理特别重要。

在孕晚期，丈夫和家人及孕妇本人，应对分娩知识有足够的了解和认识，尽量早做心理准备，主动排遣忧郁的情绪，打消孕妇不必要的担心，消除孕妇对生产的恐惧和紧张。

3 本月的营养

随着分娩期的来临，孕妇将迎来宝宝的诞生，这时保证足够的营养不仅可以供应宝宝生长发育的需要，还可以满足自身子宫和乳房的增加、血容量增多以及其他脏器变化的额外需要，如果营养不足，不仅所生的婴儿比较小，孕妇自身也很容易发生贫血、缺钙等营养不良病症，这些病症将直接影响到临产时的正常子宫收缩，导致难产，所以，孕妇要坚持少吃多餐的原则，一定要增加进食的次数，而且多吃一些容易消化的食物，越接近临产，越应多吃些含铁的蔬菜。

4 孕期保健

注意事项

要注意营养，少吃多餐，低盐饮食；注意饮食卫生，预防腹泻，保持外阴清洁，勤换内衣，严禁性生活；不出远门，不走远路，家中要有人陪同；每天听胎心2~3次，每天早、中、晚要记一小时的胎动次数，每周要测腹围、宫高、体重和血压一次；每天擦洗乳头，按摩乳房，牵拉乳头；坚持左侧卧睡觉；每天练习配合分娩的呼吸、按摩动作。

每周做一次产前检查

高危妊娠的孕妇（包括：年龄小于16岁或大于35岁；身高低于145厘米、体重不足40千克或大于80千克；不孕3年以上经治疗后受孕；有异常妊娠或分娩史；孕期出血如流产、前置胎盘；妊娠高血压综合征；妊娠合并心脏病、糖尿病、肝炎等；接触大量的放射线、化学性毒物及那些对胎儿有影响的药物，感染过病毒性疾病等；母婴血型不合，过期妊娠，胎盘功能不全，骨盆畸形，胎位不正，妊娠生殖道畸形及多胎妊娠等），应该提前住院待产，出现腹痛、流血、血压升高、头痛、视物不清等症状要立即住院治疗。

临近预产期做好分娩准备

在职女职工，可以提前两周休假，等待分娩；消除紧张、恐惧心理，树立阴道分娩的信心；确定分娩医院，商定分娩方式；准备好住院所需的物品（睡衣、腹带、毛巾、浴巾、洗面用具、面纸、笔记本、拖鞋、水杯、汤罐、电话等）及婴儿用品；商定好产妇出院后的住房，要选择有阳光、空气流通、较宽敞的房屋；记下重要电话号码以便及时联系。医生认为有明确剖宫产指征的孕妇应提前住院检查，适时终止妊娠，以免意外发生。

分娩开始的信号

下坠感（胃部周围压迫感减轻，呼吸变得很轻松，很舒服，下腹有沉重感，尿频）；阴道分泌物增加；腹部有不规则的胀痛。

生产的预兆

阵痛：出现较有规律的间歇性子宫收缩及阵痛现象，开始为每15分钟左右1次，子宫在收缩时摸起来较硬。

见红：阴道出现血性分泌物。

破水：包裹胎儿的胎膜破裂，有液体由阴道不自主地流出，量多如小便一样，应立刻到医院。

母乳喂养心理和生理上的准备

母亲哺育婴儿的姿势是世界上最慈祥、最美丽的。

怀孕后不久，乳头部分便有发胀的感觉，乳头周围皮肤的颜色变黑。等到妊娠6个月，按压乳头则会有乳汁流出。随着胎盘分泌大量雌激素和黄体素的影响，乳腺管会急速发育肥大，为制造母乳做准备，同时乳房也变得丰满。当胎儿降生后，脑垂体开始分泌催乳激素以促进乳汁的分泌。当母亲的身体在为分泌乳汁做准备的时候，腹中的胎儿也在一面吸入羊水，一面吮吸手指，做吮吸母乳前的准备。

在妊娠第10个月内，母亲与胎儿都在为分泌母乳及吮吸母乳做完全的准备。

为了婴儿而丰满膨胀的乳房是母亲的骄傲，在预产期前4~6周内，每天按压1次乳房，以便胎儿降生后能顺利地吮吸到营养丰富的初乳。

孕第10月时，胎儿已做好吮吸母乳的准备，所以每个母亲也同时应有母乳喂养幼儿的信心，不必担心以后没有乳汁。

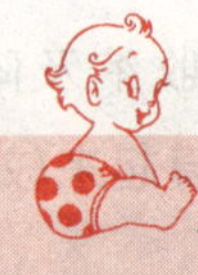

本月胎教日记重点

- 丈夫和孕妇对分娩的知识要有初步的了解。
- 消除害怕的心理，保持健康愉快的心情。
- 每天练习配合分娩的呼吸运动，为分娩做准备。

5 胎教方法

胎儿长到第10个月时已经成熟，他的自主性加强，每个动作都是自己主动去做的，由于胎头已经入盆，所以胎儿的活动减少，睡觉的时间增多了，这时对胎儿的胎教应该以培养孕母的良好情绪为主，对胎儿不宜进行过多、过重的接触式胎教。

怡情胎教

临近预产期孕妇难免出现心理紧张、情绪忧郁，既渴望宝宝的到来又担心分娩的疼痛和胎儿的安全，思绪不定，左右不安，这样对胎儿是很不利的。所以，这时调整孕妇的心态和情绪是很重要的事，怡情胎教的目的就是通过孕妇阅读诗书，欣赏美好的音乐、书画及美丽的景色，来怡情养性，培养良好的情绪感受，把美的感受传递给胎儿，从而达到对胎儿发育有益的目的。

语言、音乐胎教

这时，孕妇不必采用刺激性大的胎教方法（如光照胎教、运动胎教等），最好采用听音乐的方式来安慰自己，抚平不安、紧张的心绪；同时语言胎教也可以进行一些对话性的内容，如问候即将出世的宝宝，母子间相互鼓励和安慰。

尽管宝宝平安降生的过程可以说太短太短，但是，这一过程却相当重要，如果疏忽大意或不重视，则可能使精心培育的硕果付之东流。

所以，对分娩期的胎教，父母必须认真对待，而且应该坚持到分娩。

6 了解分娩的过程及相关的知识

分娩的开始

究竟分娩是怎么开始的，到目前为止科学还未完全弄明白，只知道分娩引起的阵痛不是神经性的，而是由孕母体内的激素引起的。胎儿在母体中发育成长到可以出生的程度时，便会发出生产的激素信号，接受到此激素信号的母体便会加强促使子宫收缩的激素作用，从而引起子宫收缩。于是，分娩开始，出现阵痛。一般来说，出现有规律的子宫收缩时，5~6分钟1次，同时伴有进行性的子宫颈管的消失和子宫口的扩张，胎儿露出头部下降，这就是临产的开始。

分娩的临床过程

第一期（第一产程），即子宫口扩张期。初产妇一般为11~12小时，子宫出现剧烈的收缩，胎儿被迫向产道方向移动，子宫颈管慢慢缩短、消失、扩张，胎儿向骨盆内下降，当子宫口打开到10厘米时，胎儿便会通过此开口，头部从子宫朝着阴道方向移去。

第二期（第二产程），即胎儿娩出期。初产妇一般为1~2小时，经产妇为0.5~1小时，由于子宫有规律的收缩，胎头一面在骨盆狭窄的产道内旋转，一面沿着产道下降，这时期对母亲和胎儿来说都是最艰难的过程，但是此艰难的过程对胎儿来说是必须的，因为在通过产道时所接受到的强烈的皮肤刺激会唤醒其脑部的呼吸中枢，使得他开始做肺部呼吸准备。这时期母亲也和着阵痛的波动，时而用劲，时而休息，便可以帮助胎儿顺利地进入产道，最后通过阴道出来与父母见面。

第三期，即胎盘娩出期。胎儿娩出后，子宫再次收缩，使胎盘从子宫壁上剥落，再排除到体外，一般历时15~30分钟。

第四期，产后观察期。产后应留在产房观察两小时，观察子宫收缩、阴道流血及生命体征等。

7 孕母要调整好分娩的心理

随着产期的临近，大多数初产妇内心会越来越忐忑不安，会过多地考虑分娩的疼痛，担心分娩不顺利，担心胎儿不健康，有的人还担心胎儿性别，这样便会使自己终日惶恐不安。这种心态对胎儿是十分不利的。

一方面，孕妇的焦虑不安会导致母体内激素的改变，对胎儿产生不良的刺激。

另一方面，伴随着焦虑和恐惧而来的神经性紧张，往往会产生许多不适的感觉，使孕妇肌肉紧张、疲惫不堪，从而导致在分娩时子宫收缩无力，产程延长甚至产程停止，造成难产，使胎儿宫内窘迫、缺氧，导致胎儿脑部受损，影响智力，甚至危及胎儿生命。

分娩前做好心理准备是十分必要的，孕妇可以阅读一些有关分娩的书籍，了解分娩知识，做到心中有数；调整自己的心态，让自己充满自信和自豪感，强化幸福的暗示。要想到，创造一个新的生命是多么幸福和快乐！这种幸福和快乐感，可以让你的身体和精神处于最佳的状态，让你远离忧郁和紧张，相信自己是能够胜任这个使命的。当阵痛时，孕妇就会想到，这种痛正是自己宝宝冲破层层阻力奔向光明的世界而发出的求援声！这时，作为母亲的你，就会充满信心和爱心，全力帮助他的到来。

8 孕母配合生产

在分娩的过程中，通过子宫一阵阵的收缩，才能使产道一点一点地扩张，这需要一定的时间。在这段时间里，母体产道所产生的阻力和子宫收缩，与帮助胎儿前进的动力相互作用，给产妇带来很大的不适。如果孕妇过于害怕、紧张或着急，可能会造成产程的延长及停止，后果十分可怕。

因此，孕妇除了要有心理准备外，还必须了解相关的分娩知识，积极配合医生，帮助胎儿顺利娩出。

◆在第一产程时，由于子宫每2~3分钟1次的有规律的收缩，使子宫口扩张导致孕妇下腹阵发性的疼痛，如果孕妇不配合，大喊大叫或过早用力屏气，将使疼痛加强并妨碍产程的顺利进行，会使产程延长，而且还会消耗孕妇大量体能，影响生产时的用力，所以孕妇要尽量保持镇静，心情要放松，顺其自然。孕妇应左侧卧，让全身肌肉放松，每次宫缩时做深呼吸，宫缩过去后慢慢吸气，然后再深呼吸。

◆在第二产程时，孕妇应主动帮助胎儿用力，参与子宫的工作，帮助胎儿穿越障碍。具体做法是：宫缩快到来时，孕妇用力深呼吸，宫缩到来时闭嘴深吸气，然后屏住呼吸用力收缩腹肌，向下使劲用力，帮助胎儿前进。在每一次宫缩的间歇，孕妇应抓紧时间放松肌肉，休息并积蓄力量，为下次子宫收缩做准备。如此反复，迎接胎儿的到来。当胎头快要娩出时，要积极配合助产士，不要再用力使劲，以免产道撕裂，随着胎儿的第一声响亮的哭声，第二产程就结束了。

◆第三产程是胎盘娩出期，胎儿娩出后子宫又一次收缩，使胎盘从子宫壁上剥落，随后便排除体外。此时孕妇可以适当用力，帮助胎盘的排除，胎盘排除后，分娩就成功结束了。

胎教与新生儿的早期教育衔接

1 生产后的母子情结

早期接触可以安定婴儿的情绪

对刚出生的婴儿来说，最快乐的事莫过于与母亲柔软的手相接触。与母亲越早接触,越能使婴儿感受到子宫内的环境与出生后的新环境之间的差别，可以消除婴儿心理上的不安。所以，婴儿出生后在30分钟内与母亲的早期接触尤其重要。

生产后，母子应该尽早地生活在一起，这样可以安定母亲和婴儿的情绪，也是育儿的最重要的条件。

与母亲同室，一起睡眠、生活，可以增进母子之间的感情；与父亲一起同室，也能增进父子之间的感情。

触摸新生儿

从妊娠第29周至产后28天内，母子之间的牵绊可谓是“母子的结合”，如果能够借着母子之间的肌肤相亲，一定会比言谈的交流更具有“母子相互作用”的效果，可以使彼此之间的关系更为密切。

为了使婴儿能够顺利长大，母亲与婴儿之间的接触是非常必要的，这种触摸是母爱的表现，同时也可以表达孩子对母亲的依恋之情，可以决定孩子将来的性格发展。

母乳喂养可培育出身心健康的宝宝

妊娠时，母子双方都为母乳喂养做好了准备，但是，母乳也会受到母亲精神状态的影响。

如果母亲不欢迎胎儿的降临或者母亲的精神状态不稳定，母乳分泌会减少。

如果母亲心中不安、恼怒，母乳的质量也不会好。

母乳喂养的孩子，除了凭借母亲的乳头和婴儿的嘴唇充分接触，以获得肌肤之亲的乐趣外，婴儿还可以嗅出母亲特有的体味，并通过目光接触增加感情；除了增加母子感情外，母乳喂养，尤其是初乳，还可以保护婴儿免于各种细菌及病毒的感染，因为乳汁中富含不易致病的免疫球蛋白。

为了使母乳喂养成功，应该在分娩后尽早让婴儿吮吸乳头，母亲一定要有母乳喂养的信心。

父亲是母子关系的支柱

对分娩后的母亲来说，最大的精神支柱是自己的丈夫。

刚生产完毕的产妇，由于身体过度疲劳，心理状态变得十分脆弱（有时称为产后忧郁症候群），对以后的育儿过程会有厌倦感，而且会产生孤独的感觉。

作为新生儿的父亲，应该担负起照顾妻儿的责任，让妻子顺利地度过产褥忧郁期，使父亲、母亲、婴儿的心紧密相连，同时也为父子之间奠定良好的感情基础。

2 胎教的终结与早教的衔接

胎儿出生以前，孕妇已经给了他足够的音乐、语言、触觉的胎教刺激，胎儿脑部有了一定数量的信息，对胎儿的感觉器官和大脑都产生了一定的影响，促进了神经元结构的形成。

由于孩子从出生到6个月之内是大脑细胞增殖的另一高峰期，在到3岁以前，则是神经系统髓鞘形成的高峰时期，所以新生儿和胎儿一样也需要充分的营养供给，并继续进行适宜的刺激，才能进一步促进神经系统的发育。

因此，胎教还需持续一段时间，直到与新生儿的早期教育衔接上。

孩子出生时大脑只有成人的三分之一，神经细胞还未成熟，神经纤维也没有完整的髓鞘，相互之间的联系几乎没有形成，所以，在他刚出生时只有给予大量的感觉器官的刺激，通过感觉细胞传达到大脑，才能促进婴儿神经细胞的成熟；同时还要给予各种声音的刺激，包括语言和音乐的刺激，适宜的感觉、视觉、触觉的刺激正好与早期教育相衔接。

对新生儿的教育，主要是培养他的感官能力，以促进大脑的结构和功能的进一步发展，特别是视觉能力的产生与发展。

刚出生时，婴儿的眼睛虽然看得见，但他眼中的世界是模糊的。出生后2~3周，他才开始目不转睛地看色彩鲜艳的东西，这时可以对他进行视觉方面的训练。

除了视觉能力的训练，还要进行听觉的训练。

一般婴儿在出生后2~3周内，便出现听声音的能力，这时可以给他播放胎教过程中他曾听过的音乐，以唤起他的回忆和对音乐的感受。

在进行新生儿感官能力训练的同时，还要发展他的活动能力，这也是帮助他的大脑发育和开发智力的有效措施。

在充分训练新生儿各种感官的同时，还要注意训练新生儿的语言能力。

首先，可以训练他的听话能力，父母可以尽量说一些简短的单词让他听，训练他的听话能力，为以后教他说话做好准备；另外，还应培养新生儿的愉快情绪，最好的办法就是趁他醒着的时候经常以亲切的语气跟他说话，用玩具逗他，让他在醒着的时候能够积极活动，保持愉快的情绪。

总之，对新生儿的教育是胎教的进一步延续和深化，也是胎教和幼儿早期教育的衔接，更是开发早期智力的起跑线，意义十分重大。